LES MIRACLES DE LA CURE DE RAISIN

DU MÊME AUTEUR

Demis Roussos, Question de poids, Carrère-Lafon, 1982.
Manger maigrir, Carrère-Lafon, 1984.
Le Livre de l'argile, Carrère-Lafon, 1985.
Formule Champion, Michel Lafon-Olivier Orban, 1987.
Rendez-vous sorcier avec Carlos Castaneda, Denoël, 1989.
Le Bon Usage des plantes aromatiques et des épices, Savvakis, Crète, 1998.
Manger crétois, Michel Lafon, 1999.

Véronique SKAWINSKA

LES MIRACLES DE LA CURE DE RAISIN

Purifiez votre corps,
faites le plein d'énergie
et perdez du poids.

Michel LAFON

7-13, boulevard Paul-Émile-Victor – Île de la Jatte
92521 Neuilly-sur-Seine Cedex

INTRODUCTION

Un rendez-vous avec votre vitalité

Personne ne vous demande de vivre de raisin pour le reste de vos jours. Lorsque le raisin a fait son œuvre régénératrice, vous retournez à vos habitudes. Mais assurez-vous qu'elles ne sont pas contraires à votre équilibre.

Johanna BRANDT

Aussi loin que remontent mes souvenirs, un grain de raisin a palpité au cœur de ma vie. Mon arrière-grand-père, chassé de Pologne aux environs de 1830 par la violence d'une guerre, avait atterri dans le Bordelais, où il était devenu exploitant viticole. Lorsque j'étais enfant, les vacances me rapprochaient à chaque fin d'été de mon grand-père Paul-Émile, qui vouait un culte au raisin et à la vigne. Les repas familiaux se déroulaient selon un rituel fascinant qu'il avait lentement élaboré autour de ses habitudes et de ses convictions. Du bout de ma chaise, j'attendais avec impatience le moment où il saisirait son long aiguisoir à manche d'ébène pour affûter la lame d'acier du couteau consacré à la cérémonie du fromage. Ma grand-mère posait alors au centre de la table une grande coupe emplie de raisins ainsi qu'un saladier plein d'eau fraîche et, devant son mari, une boule de fromage à croûte rouge, à la calotte plus ou moins entamée. Bon-papa commençait à découper, dans toute la largeur de la sphère, des tranches de fromage doré si fines que la lame transparaissait sous la chair diaphane. « La tranche doit être comme du papier à cigarette si l'on veut révéler toute la saveur du raisin », précisait-il en distribuant à chacun quelques feuillets de gouda demi-étuvé que nous allions savourer avec une grappe de raisin plongée dans l'eau claire avant d'être déposée dans chaque assiette. « Pendant la saison des vendanges, il faut manger du raisin chaque jour pour rester en bonne santé toute l'année. Ne perds jamais cette bonne habitude, mignon », répétait chaque jour mon grand-père en me tapotant affectueusement le haut du crâne.

Une trentaine d'années plus tard, l'habitude s'était diluée dans l'air de Paris, où je m'étais installée pour travailler dans le journalisme. Une rare maladie m'avait conduite à confier ma santé à un médecin phytothérapeute de haut vol, qui m'avait donné à comprendre l'importance capitale de la nutrition et la supériorité des traitements naturels. Pour récupérer, construire et entretenir mes forces et mon équilibre retrouvés, il m'avait conseillé de pratiquer la cure de raisin et m'avait révélé tous les arcanes de cette manière radicale de capter en direct l'énergie du soleil, de la terre et de l'eau.

Aussi, chaque année, au moment où les fruits de la vigne déboulent sur les étals des marchés, j'ai consciencieusement égrené des centaines de grappes dans le but de perdre quelques kilos, de drainer mes organes, de nettoyer mon organisme de fond en comble, de faire le plein de sels minéraux et d'anti-oxydants, de booster mon immunité en prévision des froidures à venir et d'entamer l'année du bon pied. D'automne en automne, j'ai entraîné dans l'aventure des amis convaincus par mon enthousiasme, ma silhouette et ma mine éclatante. Aux fumeurs, je conseillais de renoncer à leur habitude pendant la cure et, avec une facilité surprenante, plusieurs d'entre eux ont définitivement éliminé le tabac de leur vie. Les pages que vous allez lire sont le fruit de cette expérience vécue et partagée dans les espoirs, les doutes, les convictions et les joies que vous ne manquerez pas d'éprouver lorsque vous la tenterez pour vous-même.

Cependant, mes collègues journalistes de santé et nutritionnistes se scandalisaient que je puisse prôner une pratique iconoclaste qui défie les règles sacro-saintes de l'alimentation équilibrée. On me promettait tous les affaiblissements, les épuisements et les microbes du monde. Je répondais que ce n'est pas tant l'alimentation que son propre organisme qu'il faut équilibrer, et que c'est en se soumettant à des déséquilibres contrôlés que l'on se construit un équilibre à toute épreuve. Le pire des agresseurs, c'est la routine !

Mon médecin m'avait expliqué que notre organisme se construit des systèmes de défense personnels adaptés à notre mode de vie. Si vous répétez tous les jours le même geste, votre corps s'installe dans un réductionnisme prudent qui lui demande moins d'efforts et lui coûte moins cher. Dans la routine de l'alimentation quotidienne équilibrée, on n'utilise plus qu'un dixième des enzymes nécessaires. Justement parce qu'elle induit un déséquilibre, la cure de raisin réveille l'organisme et l'oblige à remettre en œuvre des voies enzymatiques délaissées et des fonctions endormies.

Responsable de la forme des sportifs auxquels je distillais chaque semaine des conseils dans les pages de *L'Équipe Magazine*, chargée de nourrir les champions sur le Grand Prix de tennis de Toulouse, j'avais pu mesurer sur le terrain le bien-fondé de cette philosophie. C'est dans l'extrême qu'on réalise les exploits et qu'on éprouve les plus grandes joies. Mais pour pouvoir se projeter dans l'extrême et en revenir victorieux, il faut être parfaitement centré sur un équilibre profond que l'on construit au cours d'entraînements quotidiens et de stages intensifs. Au physique comme au mental, la cure de raisin se vit comme un stage d'entraînement. Une fois par an, seulement, ce n'est pas agressif !

En professionnelle rigoureuse, il me fallait vérifier les effets d'une thérapeutique qui peut sembler étrangement excessive. J'ai voulu jouer les cobayes. Suivre la cure à l'automne, comme il se doit, juste avant de m'engager sur les 18,500 km de la grande course à pied Paris-Versailles, alors que mon jogging dominical ne m'entraînait guère au-delà de 8 km.

Pendant neuf jours, je n'ai mangé que du raisin. Blanc, noir, rosé, gros, petit, espagnol, italien ou français, rien que du raisin frais. Des kilos. Du matin au soir. Et le dixième jour, un dimanche, j'ai dévoré 18 500 m de macadam, dont les 2 km de cette redoutable côte des Gardes qui grimpe à 12 %, courant à petit trot pendant deux heures, sans marcher ni m'arrêter, à une vitesse dépassant 9 km/h, une moyenne honorable pour une première sur cette distance. J'avais l'impression de voler, portée par les ailes d'une surprenante légèreté. En route et au rythme de mes foulées, j'ai croqué une petite poignée des raisins secs offerts aux stations de ravitaillement. Un couple d'amis m'attendaient, prêts à ramasser les morceaux d'une folle épuisée par un effort démesuré sous la banderole d'arrivée. Je l'ai franchie avec un sourire victorieux avant de savourer à lentes gorgées une demi-bouteille d'eau rédemptrice. Le soir, je n'ai pas ressenti la moindre fatigue et le lendemain, aucune courbature n'a tailladé mes mollets. Inspirés par Dionysos, les dieux de l'Olympe avaient récompensé mon audace par une gigantesque partie de plaisir !

La preuve, je l'avais. Sur un parcours qui oblige à puiser au fond de ses ressources, le moindre déficit se traduit par des symptômes cuisants. Or, loin de m'affaiblir, la cure de raisin m'avait fourni l'énergie nécessaire pour relever un défi inhabituel. Mieux encore, je m'étais sentie plus légère qu'en parcourant le bois de Boulogne un dimanche matin. Et puis, c'est vrai, l'hiver qui a suivi, comme tous ceux que j'avais préparés au raisin à haute dose, nul rhume n'est venu me titiller le bout du nez, une immunité triomphante faisant barrage au moindre virus. Pas un seul pépin ! J'ai fait alors la promesse de ne manquer sous aucun prétexte ce rendez-vous annuel avec ma vitalité. Très honnêtement, j'avoue qu'il m'est arrivé de ne pas tenir parole. Je l'ai toujours regretté. Car cette vendange d'épreuves et de joies qu'est la cure de raisin produit toujours une cuvée très spéciale de bonheur.

Comment la cure de raisin opère-t-elle des miracles ? Grâce à la synergie de plusieurs mécanismes bienfaiteurs : le principe même d'une cure, la réinitialisation saisonnière, la monodiète et les vertus du raisin, qui est le plus fondamental et le plus énergisant de tous les fruits.

Suivre une cure, c'est se plonger dans un environnement spécifique pendant un temps suffisant pour en recueillir les bienfaits. La pratique est officiellement agréée puisque les cures thermales, qui consistent à boire des eaux de source aux propriétés thérapeutiques reconnues, sont prescrites par les médecins et prises en charge par la Sécurité sociale pour autant qu'elles durent vingt et un jours. Quant aux cures de thalassothérapie, personne ne songerait à mettre en doute leur intérêt dans le traitement des douleurs articulaires, qui sont soulagées au premier chef par cette minéralisation intensive soutenue par la portance de l'eau salée. Ces cures réunissent les meilleures conditions de rééducation après un accident ou une opération. Les vertus combinées des algues, de l'eau de mer et du climat océanique compensent les méfaits du mode de vie actuel. Stress, fatigue, spasmophilie, déprime, tension nerveuse et musculaire, mal de dos, problèmes circulatoires sont vite atténués. Et tous les centres de thalasso proposent des programmes diététiques qui permettront de rentrer chez soi aminci et allégé. Mais ces cures de remise en forme obligent à leur consacrer un temps pris sur les vacances ainsi qu'un budget important.

En faisant une cure de raisin, vous allez récolter les mêmes bienfaits : minceur, énergie, moral au beau fixe, amélioration de la circulation veineuse, prévention des maladies cardio-vasculaires, soulagement des douleurs articulaires et renforcement de votre immunité. Mais avec deux avantages : vous pourrez rester chez vous, continuer à travailler et le traitement ne vous coûtera pas un sou. Au contraire. En pleine saison, trois kilos de raisin, c'est au maximum trente francs par jour, moins que votre budget alimentaire habituel !

Ce livre n'est pas le premier qui traite de cette cure. Mais, au-delà de ses effets que la tradition a empiriquement observés, j'ai voulu restituer et rénover la cure dans une optique moderne et rationnelle, en fonction des données que la science a mises en évidence ces dernières années. De nombreuses études ont révélé la protection extraordinaire dont bénéficient les buveurs de vin rouge, le fameux paradoxe français. (Un avertissement est d'ailleurs inséré dans le livre à ce sujet.) Mais l'important, c'est que l'industrie vinicole, disposant de moyens bien supérieurs à ceux des producteurs de fruits de table, se trouve en mesure de financer un nombre impressionnant de recherches dont les résultats peuvent, en toute légitimité, être extrapolés au fruit dont le vin extrait ses propriétés.

Des médecins progressistes incluent désormais la cure de raisin dans le traitement de graves maladies. Les nutritionnistes découvrent l'intérêt des monodiètes et du drainage saisonnier. L'industrie pharmaceutique et cosmétique exploite les extraits de pépins et de peau de raisin pour fabriquer des formules antioxydantes, anti-âge et circulatoires dont les performances sont démontrées avec toute la rigueur légalement requise. Venue des origines, la cure de raisin s'inscrit au menu du nouveau millénaire.

Santé, beauté, minceur, liberté, bonheur à votre portée, d'autres arguments sont-ils nécessaires pour vous convaincre de tenter l'aventure de la cure de raisin ? Avant de vous lancer, pourtant, mieux vaut en découvrir les fondements, les secrets et les meilleurs moyens de l'optimiser. C'est ce à quoi je vous invite...

AVERTISSEMENT

Ne confondez pas le raisin et le vin !

Le 17 novembre 1991, le biologiste français Serge Renaud lâchait une bombe sur la chaîne de télévision américaine CBS au cours de l'émission *Sixty Minutes*, l'équivalent de notre *Envoyé Spécial*, qui enregistre le dimanche soir l'un des plus forts taux d'écoute outre-Atlantique. « Le vin est l'un des médicaments les plus efficaces que nous ayons pour réduire la mortalité coronarienne », déclara tranquillement le savant. Au pays où la peur de l'infarctus tourne à la phobie, ce scoop eut l'effet d'une révolution qui fit le tour de monde sous le nom de « paradoxe français ». Certes, la déclaration du scientifique se fondait sur une kyrielle d'observations épidémiologiques, d'analyses biochimiques et d'expérimentations médicales s'accordant à démontrer les vertus protectrices de la dive bouteille. Mais le raccourci évinçait, dans une formule choc, la source même de l'information, à savoir que c'est au seul fruit de la treille que le vin doit ses propriétés antioxydantes.

Actuellement, on a identifié près de mille composés dans le vin : sels minéraux, oligoéléments, acides aminés, substances phénoliques et vitamines. Cette complexité n'a rien d'étonnant si l'on pense que les constituants du vin sont d'abord issus des cellules vivantes de chaque grain de raisin. Ils sont ensuite complétés par d'autres nutriments formés au cours de la fermentation qui transforme le sucre du fruit en alcool. Comme le raisin, le vin pourrait satisfaire aux besoins hydriques de l'organisme puisque l'eau représente 85 à 90 % de son poids, s'il n' y avait pas 10 à 15 % de cet alcool qui fait la grande différence entre le raisin et le vin ! Si le vin présente l'avantage d'agir comme conservateur des composants polyphénoliques et d'exalter les constituants volatils et odoriférants de l'arôme, ses dangers ne peuvent être passés sous silence. Toutes les études ont montré de manière incontestable qu'au-delà de deux à quatre petits verres par jour, dose qui varie en fonction du poids et de la résistance personnelle de chaque individu, l'absorption régulière d'alcool augmente les risques d'accidents vasculaires cérébraux, d'infarctus, de maladies du foie, de cancers digestifs, de cancers du sein, de malformations fœtales, sans parler des accidents de la route et de la violence liés à l'alcoolisme.

Une étude réalisée par l'université de Harvard, aux États-Unis, auprès de 90 000 femmes a mis en évidence une augmentation du risque de cancer du sein avec 12 g d'alcool par jour, ce qui équivaut à 1 litre de vin. Une autre étude menée en Italie par le Pr Elio Riboli a souligné qu'au-delà de deux verres de vin par jour, le risque de cancer augmente de façon significative. Des résultats qui devraient inciter les femmes à la prudence !

De plus, il a été démontré qu'aucun autre alcool que le vin ne peut se prévaloir d'effets bénéfiques sur la santé. Au contraire. Lorsqu'en 1979, le Dr St Léger publie, dans la célèbre revue médicale britannique *The Lancet*, les résultats d'une grande étude épidémiologique réalisée dans dix-huit pays sur les facteurs associés aux maladies cardiaques, il note que l'Écosse, l'Irlande ou les États-Unis, buveurs de whisky, enregistrent des mortalités par infarctus du myocarde trois à cinq fois supérieures à celles de la France et de l'Italie, en tête des consommateurs de vin. Des pays comme la Belgique et l'Allemagne, qui consomment plus de bière que de vin, se situent entre les deux. Le Dr St Léger estime donc que le pouvoir protecteur du vin provient de constituants autres que l'alcool. C'est-à-dire des composés du raisin !

Comme est bien obligé de l'admettre, en dépit de ses attaches bordelaises, le Pr Orgogozo, chef du service de neurologie au CHU Pellerin de Bordeaux, « les mauvaises habitudes séculaires d'un pays grand producteur de vin, et de là trop grand consommateur, ne peuvent être tenues comme justification d'une consommation excessive car néfaste en termes de santé publique et individuelle. Nulle raison de santé ne justifie de conseiller aux individus qui, par goût ou par choix, ne consomment pas de boissons alcoolisées de changer leurs habitudes : l'alcool n'est une solution à rien, et le vin n'est pas un médicament [1] ». Imaginez les dégâts que ferait une cure de vin ! Étant donné qu'il faut presser environ un kilo et demi de raisin pour obtenir un litre de vin, il serait nécessaire d'en avaler deux litres par jour, donc un quart de litre d'alcool pur, à l'exclusion de tout aliment, pour extraire l'équivalent de trois kilos de raisin en substances bienfaisantes.

En résumé, buvez du vin si le cœur vous en dit, mais pour ménager ce cœur – et votre santé en général – ne dépassez pas la dose de trois ou quatre (petits) verres par jour sous prétexte que « le vin, ça ne peut pas faire de mal, après tout, c'est du raisin ». Rien n'est plus faux !

---

1. *Cahiers scientifiques, Vin, Santé et Société*, Institut européen de recherche et de communication sur le vin, la santé et la société, mars 1997, p. 58.

CHAPITRE PREMIER

Une thérapeutique aux racines de l'humanité

Raisin = sang :
Le raisiné suintait de sa blessure.
Dictionnaire de l'argot

Pour les peuples de Mésopotamie qui vivaient entre la Turquie, l'Iran et le mont Ararat, dans ces contrées où Noé, après avoir échoué son arche à la fin du Déluge, avait planté la première vigne dont il s'était enivré, la vigne passait pour sacrée. Elle était considérée comme un symbole de longévité, ce qui permit d'ailleurs au patriarche d'atteindre l'âge canonique de neuf cent cinquante ans. Chez les Sumériens, cette plante était consacrée aux grandes déesses : la déesse mère était nommée la Mère « Cep de Vigne ». En Égypte, Osiris, fils du ciel et de la terre, qui fut le premier à planter la vigne sur les bords du Nil, était appelé « Maître de la Vigne en fleur » car il renaquit de son corps morcelé comme la grappe fleurit sur un cep dont la vie paraît absente. Les anciennes traditions ont comparé l'arbre de vie du paradis à une vigne et l'Église ira plus loin en l'associant à Jésus, désigné comme « Vigne véritable ».

Dans la Bible, les expressions « être assis sous sa vigne » ou « manger du fruit de sa vigne » évoquent la paix et la prospérité. Une bonne épouse est pour son mari comme une vigne féconde[1].

Dans la Grèce antique, Dionysos, fils du Crétois Zeus et de la princesse thébaine Sémélé, inventa la vigne et le vin dont il devint le dieu. Ramassant un jour un rameau desséché, il le protégea dans un os d'oiseau qu'il introduisit dans un os de lion puis dans celui d'un âne. Plantant son trésor sur l'île de Naxos, il fit naître la première vigne, dont le fruit donne d'abord à l'homme la légèreté d'un oiseau, puis lui confère la force d'un lion mais finalement le rend stupide comme un âne. Comme Dionysos, la nature du raisin est double. Bénéfique et délicieux, le fruit apporte la joie, le courage et la force. Dans le délire de l'ivresse, le vin annihile toute dignité. En hiver, Dionysos était mis en pièces par les Titans. Tel le cep desséché, il semblait condamné. Au printemps, il revenait à la vie et on le célébrait en de folles bacchanales. Son culte associé aux mystères de la mort a contribué à faire de la vigne un symbole de la renaissance et de la connaissance.

Image de la connaissance, la sève qui monte dans

1. Psaumes, 128, 3.

la vigne est la lumière de l'Esprit. À Cana, durant les noces où il est convié, Jésus supplée à l'imprévoyance ou la pauvreté de ses hôtes par un miracle qui traduit le don de Dieu par la transformation de l'eau en vin. Issus de la civilisation chrétienne, nous savons combien la vigne et la rédemption sont étroitement liées depuis la Cène, où le Christ scelle l'alliance dans un rituel alchimique rappelé à chaque office religieux qui transmute le vin en son sang. Ainsi, l'eau, la vigne, le raisin et le sang tressent la chaîne sacrée qui relie l'homme à Dieu, la vie à l'immortalité...

Des vertus célébrées depuis l'Antiquité

Il semble que ce soit dans la Grèce antique que furent pratiquées les premières cures de raisin, programmées pour les athlètes qui se préparaient aux Jeux olympiques. Avant ces cérémonies, il était recommandé de se purifier par des jeûnes et des cures de raisin. Les grands médecins de l'Antiquité, Dioscoride, Hippocrate, Théophraste, Pline et Galien, sont unanimes pour célébrer les vertus thérapeutiques de la vigne et de ses produits.

À la Renaissance, pour Matthiole (1554), le raisin est « le principal bien de la vie humaine, le meilleur régénérateur des esprits vitaux et de toutes les facultés corporelles. Il purge le cerveau, excite l'intellect, réjouit le cœur, vivifie les esprits, clarifie le sang, expulse du corps toutes les impuretés ».

Au XIXe siècle, la vigne fournit toute une série de remèdes variés. Cependant, aucun médecin jusqu'ici n'avait recommandé la cure de raisin sous nos climats. La première publication décrivant cette pratique date de 1840. Les médecins décrivent en détail des cas de guérisons spectaculaires associés à des protocoles de traitement à base de raisin ou de jus : dyspepsie, gastro-entérite, constipation, gastrite, artériosclérose, œdème, albuminurie, rhumatismes, bronchite, pneumonie ou coliques néphrétiques.

Une cure pas comme les autres

À l'aube du XXe siècle, venus de l'Europe entière et même d'Amérique, les bourgeois envahissent les stations thermales d'Allemagne, de Suisse, d'Italie, de Pologne, de Roumanie et de Russie afin de prendre les eaux qui laveront leurs malaises pléthoriques. On en profite pour suivre une « cure aux raisins », que les médecins des thermes considèrent comme une panacée contre l'obésité, la goutte, les rhumatismes, la tuberculose, les maladies du foie et des reins ainsi que la névrose. Les stations thermo-uvales les plus réputées sont Durkheim en Bavière, Mannheim sur le Rhin, Grauberg à la frontière de Saxe, Montreux et Vevey sur les bords du lac Léman, Yalta au sud de la Crimée, et Odessa. Le Dr Buttner, auteur d'une thèse sur la cure de raisin [1], estimait à deux cent mille le nombre de curistes qui venaient se soigner aux raisins dans le Trentin italien avant la Première Guerre mondiale. Chaque médecin, chaque centre de cure, a sa méthode. Certains, comme à Méran dans le nord de l'Italie, où la tradition de la *cura d'uva* s'est perpétuée, intègrent entre trois cents grammes et un kilo de raisins dans un régime diététique ; d'autres sont en faveur du jus et les puristes exigent que le raisin devienne l'unique nourriture pendant une dizaine de jours.

En France, c'est sur les bords du Tarn, à Moissac, capitale du chasselas, qu'en 1927 fut créée la première station uvale et, en 1933, construit le fameux uvarium, pavillon de cure d'un goût exquis dont la décoration fut exécutée dans un style très moderne par le peintre Domergue-Lagarde. Un dépliant publicitaire, paru au début des années trente, décrit les projets ambitieux de la station : « Son programme est vaste puisqu'elle veut apporter à ses visiteurs le confort et la distraction. Des promenades seront aménagées et les travaux de construction d'un hôtel sur le Tarn sont commencés. Un port pour les bateaux de plaisance sera aménagé en bordure de l'hôtel, une plage coquette et pimpante sera créée et un casino viendra donner à la station sa note de mondanité. Les sports ne seront pas oubliés : un stade avec des tennis

1. Dr J. L. Buttner, *Le Jus de raisin frais, sa valeur hygiénique et thérapeutique*, thèse Montpellier, 1919.

fleuris ouvrira ses portes aux fervents de la raquette, qui trouveront ensuite sur le bassin du Tarn la possibilité de mettre à l'épreuve toutes leurs qualités nautiques. Le champ de courses de Moissac, avec ses réunions hippiques, complétera agréablement les distractions de la station. La raison de tout cela : la cure de chasselas. »

D'autres régions productrices de raisin emboîtèrent le pas à Moissac et une Fédération regroupa les treize stations uvales d'Avignon, de Béziers, Colmar, Fontainebleau, Lamalou-les-Bains, Moissac, Montpellier, Nîmes, Prayssac, Port-Sainte-Marie, Tarascon, Tours et du Thor. La cure de raisin reçut même la bénédiction de l'Académie de médecine ! Mais, avec la guerre, les grands projets furent annihilés et les stations uvales fermèrent les unes après les autres.

Aujourd'hui, pourtant, la Fédération existe toujours, et dans le midi de la France quelques stations uvales, en particulier l'uvarium de Moissac, proposent des fruits fraîchement pressés pendant toute la saison. Surfant sur la nouvelle vogue naturelle, quelques centres de remise en forme proposent désormais la cure de raisin, dont le somptueux institut de vinothérapie *Les Sources de Caudalie*, qui vient d'ouvrir à Martillac, dans le Bordelais [1].

1. Voir adresse en fin de livre.

L'enquête de Terre vivante : 500 cas examinés

Plusieurs témoignages avaient déjà célébré les bienfaits thérapeutiques de la cure de raisin au début du siècle. En 1925, Johanna Brandt, une infirmière du Transvaal, affirma avoir guéri son cancer de l'estomac grâce à elle [1]. Une revue de naturopathie, l'*Evening Graphic*, publia le récit de son expérience et de nombreux malades s'adonnèrent à sa thérapie. Cinquante ans plus tard, un viticulteur lui aussi sud-africain, Basil Shackleton, témoigna à son tour de sa guérison spectaculaire [2]. Sept semaines de raisin l'avaient définitivement débarrassé des coliques néphrétiques qui l'handicapaient depuis l'enfance.

Depuis, la cure de raisin est pratiquée plus ou moins régulièrement par des fervents des médecines naturelles. Comme elle n'est pas enseignée à l'université, il est difficile d'en évaluer scientifiquement les effets. Cependant, en 1989 et 1990, pour tenter de faire le point, l'association Terre vivante, qui publie la revue écologique *Quatre Saisons du jardinage*, faisait à ses lecteurs la proposition suivante : « Si vous avez envie de faire une cure de raisin et de nous dire comment elle s'est passée et quels effets elle a eus sur vous, écrivez-nous. » Cinq cents lecteurs et lectrices ont répondu. Chacun a reçu une fiche de conseils

1. J. Brandt, *La Cure de raisin pour combattre le cancer et de nombreuses maladies*, Ed. Mira Duant-Brandt, Bernex-Genève, 1933.

2. B. Shackleton, *La Cure de raisin ou La Santé retrouvée*, Terre vivante, Paris, 1988.

pratiques et l'ensemble de l'enquête a été conduit en collaboration avec un groupe de médecins qui a participé à l'élaboration du questionnaire et interprété les résultats.

« Superforme », « tonus extraordinaire », « dynamisme », « euphorie », « bien-être », ces mots reviennent sous la plume de ceux qui décrivent leurs impressions.

• 90 % des personnes qui, avant la cure, se plaignaient de fatigue, de nervosité et d'irritabilité ont ressenti une amélioration souvent spectaculaire.

• Presque tout le monde a perdu du poids, a un rythme variant de un à trois kilos par semaine, en fonction de la corpulence de chacun.

• 70 % des personnes constipées ont constaté une régularisation de leur transit intestinal.

• 77 % ont soulagé leurs problèmes digestifs, coliques, gaz, ballonnements, diarrhées, lourdeurs d'estomac.

• Certains ont signalé une normalisation de leur tension artérielle trop élevée.

• Une amélioration de la peau a été constatée chez 80 % de ceux qui avaient des problèmes.

• Sur 17 personnes souffrant de douleurs lombaires et de sciatique, 14 ont été soulagées.

• Une sensibilité affûtée de l'odorat et du goût est souvent notée.

• Le taux de cholestérol a diminué de 26 % en moyenne pendant la cure et, six mois plus tard, s'est stabilisé à un niveau inférieur à celui d'avant la cure chez ceux pour qui il était un peu élevé (2,30 g au lieu de 2,50 g).

• Chez ceux pour qui ils étaient trop élevés, les triglycérides ont baissé en moyenne de 53 % et l'urée de 54 %.

• Le taux de ferritine, qui mesure les réserves de fer dans l'organisme, a considérablement augmenté. Ce qui implique que la cure ne provoque pas d'anémie, bien au contraire.

• Le taux de sucre sanguin reste inchangé : la cure ne déclenche pas d'hyper- ni d'hypoglycémie.

• Six mois après la cure, 40 % des personnes ont modifié leur hygiène de vie, mangeant globalement moins, consommant moins de sucre, de produits laitiers et d'alcool, mais davantage de fruits, de légumes et de céréales.

• Les bénéfices sont plus nets et plus durables lorsque la cure stricte dure au moins dix jours.

• Quelques problèmes d'irritabilité, des maux de tête, éruptions et démangeaisons sont parfois signalés pendant les deux premiers jours.

• Seulement 10 % des personnes qui ont participé à l'enquête ont trouvé la cure de raisin pénible et n'ont guère constaté d'effets bénéfiques. Un traitement qui ne connaît que 10 % d'échecs est chose bien rare !

CHAPITRE 2

Les cadeaux du raisin à votre organisme

De quoi donc s'alimente ce plant méridional qui ignore la pluie, qu'un chanvre de racines retient seul suspendu ? La rosée des nuits, le soleil des jours y suffisent...

COLETTE, *Prisons et Paradis*

Une cure de fruits, on comprend aisément qu'elle puisse mettre notre organisme au repos. Mais pourquoi spécifiquement de raisin ? Tout simplement parce qu'il est le plus équilibré de tous les fruits. Riche en calories, en vitamines, en minéraux, en antioxydants et en eau, il apporte à lui seul de quoi subvenir à nos besoins, sans risque de s'affaiblir, pendant une dizaine de jours. Or, dix jours, c'est le temps nécessaire pour que se déroule un cycle complet d'élimination et de reconstruction. Aucun autre fruit ne permet de tenir aussi longtemps sans carences.

L'ananas, qui a connu son heure de gloire, a fait

beaucoup de victimes ou pour le moins de déçus. Car il aurait fallu l'adopter pour la vie ! Tout était question d'enzymes, ces petits corps gloutons qui dévorent à votre place vos excès et leurs scories. Et comme ce sont essentiellement les fruits qui contiennent des enzymes, l'ananas en particulier, il fallait en ingurgiter à profusion. Chaque agape, même infime, avait son antidote et devait être préparée et compensée par au moins trois jours d'ananas. À longueur d'année. C'était se méprendre sur l'intérêt d'une cure qui doit être limitée dans le temps, autant que sur la composition de l'ananas, dont les enzymes s'attaquent aux protéines et non pas aux graisses comme le prétendaient ses préconisateurs. De plus, lorsque ce régime faisait fureur, ses adeptes avaient les lèvres en sang car, au bout de trois jours, l'ananas irrite les muqueuses et peut provoquer des brûlures d'estomac, voire un ulcère chez une personne fragile.

La cure de fraises ou de fruits rouges, préconisée au printemps pour ses effets diurétiques et stimulants, ne peut s'observer que quatre jours car ces fruits ne sont pas assez nutritifs et, au-delà, on s'affaiblirait. La pomme et la poire ne contiennent pas suffisamment d'eau. La banane est trop riche en féculents. L'orange et le citron sont trop acides.

Le raisin, lui, ne présente aucun de ces inconvénients et apporte à l'organisme mille et un éléments nutritifs et thérapeutiques.

Du sucre qui ne fait pas grossir

Le raisin a une composition si parfaite pour l'organisme humain qu'on le qualifie de lait végétal. Il apporte 70 calories aux 100 g, dont 88 % de glucides, 3 % de protéines et 9 % de lipides contenus exclusivement dans les pépins. En avalant trois kilos de raisin par jour, vous recevez donc 2 100 calories, ce qui correspond plus ou moins à une alimentation normale. Pas de fatigue, d'affaiblissement ni de fringale en vue !

Les glucides du raisin associent le fructose, le glucose et le mannitol, qui vous fourniront votre quota d'énergie. Avant maturité, le raisin contient principalement du glucose alors que, très mûr, il renferme surtout du fructose. Or, le fructose, comme le mannitol, est un sucre dont le métabolisme ne fait pas appel à l'insuline, ce qui évite les « coups de barre » hypoglycémiques en rebond, l'autorise aux diabétiques et le rend recommandable aux candidats à la minceur. D'où la première raison de choisir des fruits bien mûrs.

Le fructose est aussi le sucre par excellence des sportifs : l'ingestion de fructose quarante-cinq minutes avant un exercice permet de soutenir un effort intense pendant trente minutes sans hypoglycémie, alors que la même quantité de glucose conduit à l'hypoglycémie, à l'augmentation de la consommation du glycogène musculaire dès la vingtième minute de l'exercice et à la « panne » de glycogène, qui provoque une brusque fatigue. C'est pourquoi, pendant la cure de raisin (bien mûr), vous pouvez faire du sport et vous dépenser physiquement sans risquer de tomber d'inanition.

Un aliment qui réactive le transit

Outre le fait qu'il apporte une énergie qui n'élève pas la glycémie, le mannitol stimule le transit intestinal. Transit par ailleurs activé par les fibres indigestibles de la peau du raisin, qui représentent 1 g pour 100 g de fruit, soit 30 g pour 3 kg, et surtout les fibres solubles, gommes, pectines, polysaccharides et fructo-oligosaccharides, qui comptent pour 16 g aux 100 g, soit 480 g de vos 3 kg quotidiens. On comprend que l'élimination soit accélérée en douceur, sans irritation pour l'intestin, car les pectines apaisent et tapissent les muqueuses tandis que les oligosaccharides encouragent le développement d'une flore intestinale équilibrée.

Des enzymes qui renforcent votre immunité

Des colonies de bactéries vivent dans le tube digestif afin d'entretenir son écologie. Contrairement à ce que suggèrent les mots « germes », « bactéries », ces micro-organismes ne sont pas tous nocifs, bien au contraire. Les espèces utiles sont, en réalité, bien plus nombreuses que les espèces pathogènes qu'on appelle microbes. Elles fabriquent des molécules complexes, les enzymes, agents des fermentations qui vont transformer les aliments en nutriments assimilables. Les bactéries de la flore intestinale ont pour fonction de maintenir un milieu acide indispensable au bon état de l'intestin et de terminer la digestion des aliments. Autrement dit, il est impossible d'absorber des nutriments sans une flore intestinale en bon état. Or, le raisin va favoriser le développement de ces ferments.

En même temps, il faut savoir que l'intestin constitue notre première barrière de protection interne. C'est au niveau de l'intestin que les nutriments passent dans le sang pour se diffuser dans tout l'organisme. Mais c'est aussi en le traversant que les microbes et substances toxiques contenus dans l'alimentation risquent d'atteindre nos organes. Un intestin en bon état, aux muqueuses saines, s'oppose plus efficacement aux invasions. Réensemencé par une flore vivante, l'intestin permet de mieux lutter contre les infections.

Des fibres solubles qui protègent le cœur

Les fibres solubles du raisin jouent un double rôle protecteur dans les maladies cardio-vasculaires en régulant le cholestérol et la tension artérielle. Par ailleurs, plusieurs études ont permis d'observer l'effet très favorable d'un régime enrichi en fibres solubles sur les récidives de polypes du cancer côlo-rectal.

Les deux litres et demi d'eau indispensables

Le raisin est constitué de 80 % d'eau et, par conséquent, trois kilos fournissent largement les deux litres et demi de liquide nécessaires au cours de la journée pour la respiration, le renouvellement du sang, le fonctionnement des organes, l'hydratation de la peau et des muqueuses ainsi que pour l'élimination des résidus et toxines par la sueur et l'urine.

Souvenir de nos origines aquatiques, nous sommes faits d'eau à 70 %, et c'est dans cette eau que se trouvent les sels minéraux, les vitamines, les hormones, les enzymes dont dépendent nos fonctions vitales. Vient-elle à manquer qu'aussitôt toute notre organisation est perturbée. Un litre de moins et voici que nous perdons 20 % de nos forces ! Une panne fatale frapperait de plein fouet toute personne qui négligerait de boire. Vous pouvez tenir quarante jours sans manger, mais trois jours sans boire, et vous trépassez.

Les quelque quarante litres d'eau qui circulent dans notre organisme doivent être renouvelés à raison de deux litres et demi par jour, dont un litre provient normalement de la nourriture et un litre et demi des boissons, d'où le format des bouteilles d'eau minérale. Cela dit, selon les conditions, ce besoin d'eau peut augmenter. La chaleur ambiante, le stress et la dépense physique entraînent des déperditions d'eau et d'éléments vitaux inimaginables. Un muscle au travail peut produire cent fois plus de chaleur que lorsqu'il est au repos, la respiration ainsi intensifiée évacue de la vapeur et nos besoins en eau peuvent alors doubler ou tripler. Si vous faites du sport par temps chaud, que ce soit pendant la cure de raisin ou quand vous vous alimentez normalement, afin de diminuer les risques de déshydratation et de surchauffe, il devient indispensable de boire fréquemment. Il est important de savoir que la transpiration n'est pas toujours visible puisqu'elle s'évapore avant de ruisseler, et les sportifs qui prétendent « ne pas transpirer » ont tout de même besoin de se réhydrater.

Car, si nous ne buvons pas suffisamment pour compenser nos pertes, toute une série de phénomènes plus ou moins désagréables et graves surviennent. D'abord, l'irritabilité et une diminution de la vigilance, de la vision et des réflexes qui a pu être clairement observée sur les pilotes de formule un et les joueurs de tennis. Une réduction de la force musculaire. Un épaississement du sang qui peut entraîner des accidents cardio-vasculaires sérieux. De plus, la perturbation de l'équilibre minéral déclenche crampes, courbatures et fatigue, ainsi qu'à plus long terme des tendinites et des douleurs musculo-ligamentaires.

En croquant grain par grain, tout au long de la journée, vos trois kilos de fruit de la treille, vous êtes déjà sûr d'avoir votre dose minimale d'eau. À vous de boire plus si vous vous livrez à une activité physique particulière.

En outre, non seulement le raisin fournit l'eau

nécessaire, mais son sucre va lui permettre de se fixer plus longtemps dans les tissus tandis que ses sels minéraux et ses vitamines vont prolonger votre endurance et vous éviter douleurs, crampes et courbatures. Mieux qu'une eau minérale ! En effet, le raisin contient la plupart des sels minéraux et oligoéléments nécessaires à notre organisme et se caractérise par une grande richesse en potassium et en silicium. Et nous assimilons bien mieux la plupart des oligoéléments lorsqu'ils sont absorbés sous une forme liquide que sous une forme sèche. Le grand atout du raisin réside dans la composition minérale de son liquide intracellulaire, qui s'approche de celle de nos liquides organiques, ce qui favorise le transfert de ses oligoéléments vers l'intérieur de nos cellules. De plus, parce que les plantes sont des organismes vivants, les substances régulatrices qu'elles fournissent sont mieux assimilées par nous, également êtres vivants, que celles qui résultent de la synthèse chimique.

Du potassium pour éliminer et pour l'équilibre musculaire et nerveux

Dans l'organisme, le potassium agit en équipe avec le sodium afin d'organiser le transport de l'eau de part et d'autre des parois cellulaires des organes et des tissus vers les vaisseaux circulatoires et lymphatiques, et inversement. Ce sel minéral joue donc un rôle primordial puisqu'il gère les fonctions d'absorption des nutriments et d'élimination des toxines, des résidus et des excès. Notre corps en renferme 300 mg, mais nos besoins se situent entre 3 et 6 g par jour car il est éliminé en permanence.

Le potassium apporté par l'alimentation est absorbé au niveau de l'intestin grêle. La plus grande partie va se placer dans le liquide intracellulaire, qui en renferme 90 %. Le tissu osseux en compte 7 %, le liquide interstitiel et la lymphe 1 %, le liquide transcellulaire 1 %, le tissu conjonctif et le cartilage 0,5 %, tout comme le plasma sanguin. Et 90 % de l'élimination de cet oligoélément s'effectue par les reins. Le reste est évacué par le tube digestif et la sueur. Il y a normalement un équilibre entre les entrées et les sorties, mais la carence en potassium n'est pas rare. Elle peut être provoquée par des diarrhées, des vomissements et l'abus de laxatifs, et se traduit par des troubles du rythme cardiaque, une grande fatigue, des crampes ou des jambes lourdes qui se dérobent.

Nul risque de déficit pendant la cure de raisin, puisque 100 g de raisin frais apportent 250 à 300 mg de potassium et 3 kg, 8 g environ : ce qui couvre donc largement nos besoins.

En outre, grâce à son potassium qui, avec le calcium, joue un rôle important dans la régulation de la pression artérielle, le raisin combat l'hypertension et, chez les personnes traitées, la cure permet de diminuer les doses de médicaments hypotenseurs.

Du silicium contre les rhumatismes et l'ostéoporose

Le silicium est un oligoélément essentiel qui permet la fixation par l'organisme des autres minéraux, et notamment du calcium. Il intervient dans la croissance osseuse, la régénération du squelette ainsi que dans l'élaboration des cartilages et du tissu conjonctif.

Une carence en silicium, chez les enfants, se traduit par un retard de croissance ou une croissance anormale avec des anomalies du squelette et du tissu conjonctif. Chez les adultes, le déficit en silicium va favoriser l'arthrose, le vieillissement de la peau, le relâchement des tissus et l'athérosclérose, cette rigidification des artères impliquée dans la crise cardiaque.

Le raisin contient 6 mg de silicium aux 100 g, soit 180 mg pour 3 kg, alors que nos besoins minimaux sont estimés à 30 mg par jour. Mais une grande partie de ce silicium se cache dans ses pépins et ne sera donc pas absorbée. Aucun risque de surdosage !

En revanche, la richesse du raisin en silicium peut expliquer en partie l'intérêt de la cure dans la prévention et le traitement des rhumatismes et de l'ostéoporose ainsi que dans la revitalisation des ongles et des cheveux.

Du calcium pour les os et le système nerveux

De tous les sels minéraux, le calcium est le plus important dans notre organisme. Par sa quantité, d'abord, puisqu'il représente environ 2 % du poids du corps et qu'il constitue le quart du poids sec de nos os ; 99 % se concentrant au niveau des os et des dents. Ce qui reste se retrouve ionisé dans le sang, la lymphe, le plasma et les cellules. C'est une petite quantité mais son taux doit être maintenu constant afin de permettre le bon fonctionnement du système nerveux, des muscles et du cœur. Ce taux détermine l'excitabilité neuromusculaire, ce qui implique qu'une insuffisance provoque crampes, spasmes, tétanie, arythmie cardiaque, fatigue et troubles du sommeil.

L'apport nutritionnel conseillé est de 900 mg par vingt-quatre heures pour un adulte et 1 200 mg pour une femme enceinte. Or, Suvimax, la plus grande enquête jamais réalisée dans le monde sur l'alimentation et la santé, a révélé que 42 % des hommes et 65 % des femmes n'en consomment pas suffisamment. La chute s'accélère après la trentaine, effet lié à une réduction de la consommation de lait. Les femmes consomment moins de calcium que les hommes, alors qu'elles en ont un plus grand besoin dans la mesure où la diminution de leur masse osseuse après la cinquantaine est nettement plus rapide que chez leurs compagnons. L'activité physique augmente les besoins en calcium.

Avec 4 à 19 mg de calcium pour 100 g, 3 kg de raisin en apportent 300 à 600 mg par jour. Ce n'est pas suffisant mais, sur une dizaine de jours, aucun vrai déficit ne risque de se manifester, d'autant que ce calcium liquide est parfaitement assimilé.

Du magnésium anti-stress et anti-fatigue

Le magnésium est un minéral indispensable à l'activité des cellules nerveuses et musculaires. En équipe avec le calcium, il est impérativement associé à tous les transferts d'énergie dans notre organisme et il régule la circulation de l'influx nerveux. C'est-à-dire que chaque fois que vous bougez, que vous ressentez des émotions ou que vous avez des réactions nerveuses, vous consommez du magnésium. Tout déficit est responsable de troubles aussi divers que nervosité, fatigue, crampes, indigestion, constipation, hyper- ou hypotension, diminution de l'immunité, hypersensibilité, allergies. Des fuites importantes de magnésium ont été mises en évidence lors de situations stressantes : chocs émotionnels ou physiques, pollution, surmenage. Le stress, qui occasionne une dépense importante d'énergie, augmente les pertes en magnésium. Or, l'action anti-stress de ce minéral est très bien connue puisqu'il est prescrit par les médecins en cas de fatigue ou de dépression.

Les besoins en magnésium d'un adulte (non stressé) sont de 330 mg par jour, et ils sont rarement couverts par l'alimentation moderne, qui privilégie des aliments peu caloriques, carnés ou raffinés à l'excès et donc pauvres en magnésium. Chez les femmes, qui ne consomment bien souvent que 1 500 calories par jour, les apports de magnésium sont nettement insuffisants (selon Suvimax, 50 % en dessous des apports nutritionnels conseillés). Et nous voici dans le cercle vicieux : l'état de stress quasi permanent de notre société élève les pertes et par là les besoins de magnésium, tandis que les carences relatives en magnésium augmentent les manifestations du stress.

100 g de raisin apportent en moyenne 10 mg de magnésium et 3 kg, 300 mg, presque la dose nécessaire, d'autant que, grâce à sa forme liquide isotonique, le magnésium du raisin est mieux assimilé que lorsque nous le consommons dans des aliments secs comme le chocolat ou les céréales.

Du cuivre anti-infectieux

Activant la formation des anticorps et freinant la prolifération des microbes et des virus, le cuivre s'oppose aux infections et à la fièvre. Ses propriétés anti-inflammatoires sont appréciées de tous les rhumatisants. Il lutte en outre contre le vieillissement de la peau et des tissus car il est impliqué dans la synthèse de l'élastine et du collagène et, associé au zinc, il est indispensable au fonctionnement de la S.O.D., une enzyme antioxydante. Notons qu'un régime trop riche en calcium peut provoquer une carence en cuivre du fait de la compétition intestinale entre ces deux minéraux.

L'apport nutritionnel recommandé en cuivre est de 2,5 mg par jour, qui sont bien fournis par nos trois kilos de raisin, contribuant à l'effet immunitaire et antioxydant de la cure.

Des vitamines B pour la construction des muscles et de tous les tissus

Indispensables à la vitalité cellulaire, les vitamines du groupe B sont des catalyseurs biologiques qui permettent la formation des enzymes organiques. Elles ont en commun une action sur le métabolisme des glucides, capital pour les cellules nerveuses. Elles sont nécessaires à la digestion, à l'équilibre des muscles, de la peau, des cheveux et du système nerveux. Le raisin en contient une quantité importante et trois kilos par jour couvrent plus ou moins nos besoins dans la plupart des vitamines du groupe B, en particulier pour les deux plus importantes.

La vitamine B1 joue un rôle capital dans le métabolisme des sucres, des graisses et des acides aminés. Sans elle, une digestion satisfaisante ne peut s'accomplir. Mais elle très fragile car elle supporte très mal la chaleur et disparaît entièrement au-delà de 120 °C. Il est donc essentiel de la puiser dans des aliments crus. Or, 100 g de raisins frais apportent 0,04 mg de vitamine B1, soit 1,2 mg pour 3 kg, assurant à peu près nos besoins qui sont estimés à 1,3 g pour une femme et 1,5 g pour un homme.

La vitamine B6 intervient dans plusieurs fonctions vitales car elle est le coenzyme d'un grand nombre d'enzymes. De plus, elle améliore l'assimilation du magnésium, c'est pourquoi elle est souvent associée aux formules de compléments nutritionnels magnésiques. Un déficit en vitamine B6 se traduit par la perte des cheveux, l'acné, des dermatoses, la conjonctivite, la fatigue, la nervosité et les troubles de la mémoire. Chez des femmes qui prennent la pilule et présentent des symptômes d'anxiété ou de déprime, la prescription de vitamine B6 apporte une amélioration notable dans la moitié des cas. D'autres succès ont été enregistrés pour soulager le syndrome prémenstruel.

100 g de raisin fournissent 0,10 mg de vitamine B6, soit 3 mg pour 3 kg, répondant largement à notre exigence quotidienne de 2 mg et contribuant certainement à la dynamisation des cheveux (et de l'humeur !) pendant et après la cure.

De la vitamine C pour le tonus, les défenses immunitaires et contre le vieillissement

La vitamine C, vitamine du tonus, est capitale car notre organisme ne peut ni la fabriquer ni la mettre en réserve. En stimulant les glandes surrénales, elle renforce les défenses naturelles de l'organisme. De plus, elle est dotée de puissantes propriétés antioxydantes qui jouent un rôle dans la prévention des maladies cardio-vasculaires, du cancer et du vieillissement. Elle aide le système respiratoire à se protéger de la pollution, à tel point que les besoins des fumeurs en vitamine C sont multipliés par six. Dans l'œil, sa concentration est trente fois plus importante que dans les autres tissus et un déficit est associé à la fréquence des cataractes.

L'apport recommandé en vitamine C est de 80 mg par jour et 100 g de raisin en apportent entre 4 et 10 mg, soit 120 à 300 mg pour 3 kg. À l'automne, la cure de raisin sera donc très bénéfique pour les personnes qui ont tendance aux rhumes, angines ou otites à répétition et qui traversent l'hiver enchifrenés.

De la vitamine E antioxydante et pour l'équilibre hormonal

Longtemps qualifiée de vitamine de la fertilité indispensable aux fonctions de reproduction, comme le souligne son nom scientifique, tocophérol – du grec *tocos*, descendance, et *phero*, porter –, la vitamine E est aujourd'hui considérée comme un puissant antioxydant. Parmi les différentes vitamines et les oligoéléments impliqués dans la lutte contre les radicaux libres, elle joue un rôle prépondérant, suractivant celui de l'enzyme S.O.D. Son rôle protecteur pour les membranes lipidiques des cellules est largement exploité dans l'industrie cosmétique puisqu'elle entre dans la formule de toutes les crèmes et gélules anti-âge. Les médecins la prescrivent pour prévenir la crise cardiaque en empêchant la dangereuse oxydation du cholestérol LDL. Elle est recommandée aux sportifs car elle diminue la fatigue et améliore les performances physiques. Et l'industrie alimentaire l'utilise comme conservateur.

Comme elle est soluble dans les graisses, on trouve la vitamine E dans les huiles et les graines. Les pépins de raisin en contiennent 0,7 mg pour 100 g de fruit. Notre besoin est estimé à 12 mg par jour et 3 kg en fournissent 21 mg... à condition de croquer et de mâcher consciencieusement tous les pépins !

LE RAISIN SEC, UN CONCENTRÉ QUI MANQUE D'EAU

Déshydraté sous l'action de la chaleur ou du soleil, le raisin sec concentre le sucre, les sels minéraux, les oligoéléments et les fibres du fruit frais. Mais il serait impossible de faire une cure de raisin sec car il est quasiment dépourvu de cette eau essentielle pour que s'exerce l'effet de drainage et d'élimination. Si vous en consommiez pendant la cure, il capterait l'eau du fruit frais et s'opposerait à cet effet. Devenu extrêmement riche en sucre, le raisin sec totalise environ 250 calories aux 100 g, soit 2 500 calories au kilo, ce qui augmenterait considérablement votre ration énergétique et vous empêcherait de maigrir. En outre, sa vitamine C a complètement disparu.

Le seul moment où vous pourrez l'utiliser, c'est pendant une activité sportive. Plus pratique à transporter que le fruit frais, le raisin sec que vous garderez en poche dans un sachet pourra parer à un éventuel coup de fatigue si l'effort se prolonge. Mais dans ce cas, n'oubliez pas de boire !

En revanche, dégusté avec modération après la cure et tout au long de l'année, seul ou dans la confection de plats ou de desserts, le raisin sec devient un délice bourré de nutriments bienfaisants. Les naturopathes le recommandent pour soulager la toux, les bronchites, les maux de gorge ainsi que la crise de foie et la constipation. De plus, il contient une dose importante de fer, puisque 100 g apportent 3,2 mg de fer, soit plus de 30 % de la quantité journalière recommandée. Intéressant pour les femmes, les enfants et les sportifs, à qui ce métal fait souvent défaut.

Mais lisez bien les étiquettes pour sélectionner un fruit séché au soleil et dépourvu de conservateurs. Et n'oubliez pas de choisir aussi souvent que possible des produits issus de culture biologique.

Composition du raisin pour 100 g de matière en l'état
(d'après T. STARON, 1987)

Unités : Kcal = calorie ; Tr = trace ; g = gramme ; mg = milligramme ;
µg = microgramme ; ANC = apports nutritionnels conseillés

Unités		Raisins noirs	Raisins blancs	Pour 3 kg	Raisins secs	ANC/jour homme	ANC/jour femme
Valeurs énergétiques							
Totales	Kcal	70	73	2 100	246	2 100	1 800
Protéines	Kcal	2	2	60	4	270	250
Graisses (pépins)	Kcal	6	6	180	12	630	550
Sucres	Kcal	62	65	1 986	230	1 200	1 000
Composés majeurs							
Eau	g	80,7	79,3	2 400	21,5	2 500	2 500
Protéines	g	0,6	0,6	18	1	68	62
Graisses (pépins)	g	0,7	0,7	21	1,3	70	60
Sucres	g	15,5	16,2	496	57,5	300	250
Éléments minéraux							
Sodium	mg	2	2	60	52	2 000	2 000
Potassium	mg	320	250	8 500	860	3 500	3 500
Calcium	mg	4	19	400	61	900	900
Magnésium	mg	8	10	300	42	420	330
Soufre	mg	7	9	240	23	850	850
Phosphore	mg	16	22	600	33	800	800
Fer	mg	0,3	0,3	9	1,6	10	18
Cuivre	mg	0,08	0,1	2,8	0,24	2,5	2,5
Zinc	mg	0,1	0,1	3	0,1	15	12
Vitamines							
Carotène	µg	40	40	1 200	30	6 000	6 000
Vitamine C	mg	4	4	120	0	80	80
Vitamine B1	mg	0,04	0,04	1,2	0,10	1,5	1,3
Vitamine B2	mg	0,02	0,02	0,6	0,08	1,8	1,5
Vitamine B6	mg	0,10	0,10	3	0,30	2,2	2
Nicotinamide (PP)	mg	0,3	0,3	9	0,15	20	30
Acide pantothénique	mg	0,05	0,05	1,5	0,10	3 à 7	3 à 7
Acide folique	µg	6	6	180	4	300	300
Biotine	µg	0,3	0,3	9	0,30	100	300
Vitamine E (pépins)	mg	0,7	0,7	21	0,30	12	12
Polyphénols	mg	140-300	40	2 700-3 500	-	-	-
Resvératrol	mg	0,1-0,4	0,1-0,3	9	-	-	-
Autres							
Mono-disaccharides	g	15,5	16,1	500	64,4	-	-
Fibres indigestibles	g	0,4	1	25	6,8	-	-

Au-delà de l'action drainante, dépurative et immunitaire qu'exercent tous ces composants, la grande puissance protectrice du raisin s'explique par son extraordinaire richesse en polyphénols, qui mérite qu'on lui consacre un chapitre entier.

CHAPITRE 3

Les polyphénols : l'armée anti-agression

Stimuler les défenses de la vigne afin d'enrichir ses fruits en composés bénéfiques pour la santé, tels sont nos objectifs pour le grand bien de l'environnement et du consommateur.

Institut universitaire
de la vigne et du vin

Les polyphénols sont une grande famille de substances qui présentent une structure chimique très variée. Il existe des molécules de structure simple, comme l'acide caféique. D'autres dérivés ont un acide quinique qui s'ajoute à cette structure, comme l'acide salicylique de l'aspirine. Il existe également des composés plus complexes, les flavonoïdes de couleur jaune et les anthocyanes qui varient du bleu au rouge respectivement, selon le pH du milieu et la complexation avec des ions comme le fer. Les tannins sont des composés de polymérisation des flavonoïdes et des anthocyanes.

Chez les végétaux, les polyphénols remplissent plusieurs rôles : colorant les fleurs, ils attirent ainsi les insectes pour leur fécondation. Ils les protègent contre les agressions de l'environnement, de l'eau, de la chaleur et des rayons ultraviolets. Leur goût astringent repousse les herbivores et ils luttent contre les micro-organismes comme le font pour nous les antibiotiques.

LE RESVÉRATROL, LA GRANDE ARME DU RAISIN

À peine la vigne a-t-elle perçu les champignons responsables de l'oïdium, du mildiou ou de la pourriture grise qu'elle produit des polyphénols spécifiques destinés à bouter le parasite hors du feuillage et des fruits. Le resvératrol est le mieux connu de ces polyphénols. Totalement absent des feuilles et de la peau en temps de paix, il atteint son pic de concentration vingt-quatre à quarante-huit heures après le début de l'attaque par le champignon de la pourriture grise, le botrytis. Ainsi, pour que ce polyphénol se retrouve dans le raisin, il faut que la vigne ait été stressée par le botrytis. Mais pas trop. Car, lorsque l'agression est massive, le parasite produit une enzyme qui détruit le resvératrol. Certaines techniques, comme l'effeuillage, induisent un stress qui se traduit par une plus grande concentration du polyphénol et il semble que les raisins issus de la culture biologique en seraient les plus riches. D'où l'intérêt de consommer des raisins de bonne qualité.

La consommation de flavonoïdes – de polyphénols, donc – est très variable selon le pays considéré, de 6 mg par jour en Finlande, où l'apport vient en majorité des fruits et légumes, jusqu'à 64 mg au Japon, où il est surtout dû au thé. En France, l'apport alimentaire journalier de polyphénols est estimé en moyenne à 25 mg. Rappelons que le taux de polyphénols totaux du raisin est, en moyenne, de 2 500 mg par kilo pour le raisin noir et de 400 mg pour le raisin blanc. C'est dire la quantité phénoménale qu'apporte une cure de raisin !

L'absorption s'opère au niveau de l'intestin, après action des bactéries du tube digestif. Le taux d'absorption varie entre 4 et 58 %, selon le produit étudié et sa liposolubilité. Les polyphénols passent rapidement dans le sang, qui les distribue aux organes – foie, reins, rate, épithélium vasculaire –, ce qui explique leur rôle protecteur du système circulatoire. Leur élimination se fait dans l'urine et la bile.

Dans notre organisme, ils agissent à plusieurs niveaux. Ils protègent les tissus contre l'oxydation. Ils neutralisent les métaux toxiques, l'excès de fer, par exemple. Modulant l'activité de certaines enzymes, ils s'opposent à l'inflammation (rhumatismes, douleurs, courbatures), contrecarrent les carcinogènes, réparent des mutations de l'ADN (réduction du risque cancéreux) et régulent la pression artérielle.

POURQUOI IL FAUT MANGER LA PEAU ET LES PÉPINS DU RAISIN

Dans les études concernant les « bienfaits » du vin (bu en modestes quantités) sur les parois vasculaires, on a remarqué que seul le vin rouge exerce un effet protecteur. Pourquoi ? Parce qu'il contient dix à vingt fois plus de polyphénols que le vin blanc (selon les cépages et les années). En effet, pour fabriquer le vin rouge, on écrase la peau du raisin, alors qu'elle est éliminée pour le vin blanc. Idem pour le jus de raisin, qui est extrait sans la peau. De plus, il a été démontré qu'en vieillissant le vin rouge perd ses propriétés pour la santé. Car c'est dans la peau et les pépins du fruit frais que se trouvent ces fameux polyphénols qui confèrent à la vigne l'essentiel de ses vertus protectrices contre les problèmes cardio-vasculaires et circulatoires, le cancer et le vieillissement.

Les polyphénols anti-oxydants combattent les radicaux libres

Sans oxygène, impossible de vivre. Mais, comme le dit le Dr Carol Johnson, de l'université d'Arizona : « L'oxygène, bien qu'essentiel pour la respiration des êtres humains, est hautement toxique. » Pourquoi ? Lors des mécanismes de respiration cellulaire, l'oxygène (O_2) est normalement réduit en compagnie de l'hydrogène pour se transformer en eau (H_2O), ou avec le carbone pour former du gaz carbonique (CO_2). Les sucres et les graisses apportés par l'alimentation ont besoin de cette réaction avec l'oxygène pour se transformer en énergie. Lors de ce contact, l'un des deux électrons de la molécule d'oxygène est libéré et, comme tout célibataire, il ne cherche qu'une chose : s'accoupler. Peu lui importent les dégâts qu'il va occasionner ! Devenu radical libre et instable, il pique d'autres électrons aux molécules qu'il rencontre, créant des réactions en chaîne de désorganisation extrêmement destructrices pour les cellules vivantes. Qui n'a utilisé de l'eau oxygénée pour se blondir ? Cette eau contient des électrons libres d'oxygène. Comme l'eau oxygénée, le soleil et l'eau de mer qui, en les oxydant, décolorent les cheveux, les radicaux libres agressent nos cellules et nous oxydent.

Les recherches des dernières décennies tiennent ces « grands requins blancs » pour l'une des causes majeures du vieillissement. Le cancer, la sclérose des artères, les maladies cardio-vasculaires, la cataracte, la cécité liée à l'âge, la maladie d'Alzheimer, les rhumatismes, les rides, le relâchement de la peau et le déclin du système immunitaire seraient étroitement liés à un déséquilibre entre la production de radicaux libres et les capacités de défense antioxydante de l'organisme.

Cette défense vis-à-vis des radicaux libres « oxydants » est assurée par toute une série de substances « antioxydantes », dont l'essentiel est apporté par l'alimentation, en particulier par les légumes et les fruits frais. À condition de ne pas avoir de déficit. Or, dans nos sociétés, la pollution, le tabac, la mode du bronzage, les radiations ionisantes, le stress et l'utilisation inconsidérée de produits chimiques multiplient les phénomènes d'oxydation tandis que l'alimentation insuffisante et la faible densité nutritionnelle des repas ne fournissent pas la dose adéquate d'antioxydants. Même la médecine pharmaceutique contribue à l'agression et l'on suppose qu'à partir de soixante ans, la polymédication devient un facteur important de dégradation cellulaire.

Aussi les nutritionnistes et les médecins recommandent-ils d'augmenter notre consommation d'aliments porteurs d'antioxydants, de vitamine E, vitamine C, caroténoïdes, magnésium, sélénium, zinc, flavonoïdes et, surtout, polyphénols. Ces derniers sont particulièrement abondants dans le raisin et leur puissante action a donné lieu à une importante recherche qui a étudié aussi bien le fruit, son jus et ses extraits, que le vin rouge, le vin blanc et le vin désalcoolisé. Toutes les données concordent à montrer que les propriétés antioxydantes du raisin sont concentrées dans sa peau et ses pépins et que l'alcool n'y est pour rien. Le taux de polyphénols totaux est nettement plus élevé dans le raisin rouge que dans le raisin blanc (voir tableau p. 45) et les pépins en sont très riches, avec 2 700 à 3 500 mg/kg.

Les polyphénols s'opposent à toutes les causes de maladie cardio-vasculaire

Les biologistes ont montré que les polyphénols bloquent l'oxydation du mauvais cholestérol LDL mieux que d'autres antioxydants.

Les LDL, lipoprotéines de basse densité, transportent vers les organes le cholestérol fabriqué par le foie. Lorsqu'elles sont oxydées, elles cessent de pénétrer dans les cellules et déchargent sans discontinuer leur cholestérol dans les artères. Bientôt, les macrophages – cellules sanguines chargées de nettoyer les artères – sont débordées, s'insinuent dans les parois des vaisseaux et forment un bourrelet graisseux, la plaque d'athérome, qui conduit à un durcissement et à un rétrécissement des artères à l'origine de crises cardiaques et d'attaques cérébrales. Michel Bourzeix, chercheur à l'INRA[1] de Narbonne, assure, preuves à l'appui, que « le potentiel des polyphénols du raisin est mille fois plus puissant que la vitamine E pour stopper l'oxydation des LDL ». Les différents polyphénols du raisin unissent leurs forces pour agir en synergie, leur effet commun étant plus intéressant que la somme de leurs effets individuels. On comprend qu'une cure de raisin permette de stocker des munitions pour tout l'hiver !

Les polyphénols empêchent la formation de caillots

La plaque d'athérome n'est pas seule responsable de l'infarctus. Pour que le cœur ou le cerveau explose, il faut qu'un caillot soit bloqué dans l'artère rétrécie.

1. Institut national de la recherche agronomique.

Ce phénomène, qu'on appelle la thrombose, dépend des plaquettes sanguines : les cellules qui commandent la coagulation. En temps normal, elles adhèrent les unes aux autres, s'agrègent, afin de cicatriser une blessure. Mais, en cas d'hypertension ou de diabète ou bien sous l'influence du tabac, de la fatigue ou du stress, il leur arrive de paniquer et de former des caillots sans raison valable. En 1996, une étude canadienne [1] montrait que le jus de raisin inhibe l'agrégation anormale des plaquettes alors que le vin rouge est moins actif et que le vin blanc n'a aucun effet. Et en janvier 2000, la section cardiologique de l'université de Madison révélait que ni le jus d'orange ni le jus de pamplemousse, pourtant riches en polyphénols, ne diminuent la coagulation [2]. Le raisin serait donc le meilleur fruit pour combattre, à tous les niveaux, les maladies cardio-vasculaires.

Les polyphénols relaxent les vaisseaux

Il a aussi été montré que les polyphénols et les tannins contenus dans les fruits relaxent les artères et les vaisseaux, libérant la circulation sanguine et stimulant le cœur. Le lundi 12 octobre 1998, le prix

---

1. Pace-Asciak et al., *Wines and grape juices as modulators of platelet aggregation in healthy human subjects*, Clin Chim Acat, 1996 Mar 15 ; 246 (1-2) :163-82.

2. Keevil et al., *Grape juice but not orange juice or grapefruit juice inhibits platelet aggregation*, J Nutr 2000 Jan ; 130 (1) : 53-6.

Nobel de médecine était attribué à trois pharmacologues américains, Robert Furchgott, Louis Ignarro et Ferid Murad, pour leur découverte du rôle joué, en biologie et en médecine humaine, par le monoxyde d'azote (NO) en tant que médiateur chimique agissant sur les vaisseaux et le cœur. Tout a commencé à la fin des années soixante-dix. Robert Furchgott cherchait à comprendre les raisons moléculaires qui permettent aux vaisseaux sanguins de se dilater ou de se contracter. Un étudiant polonais en état d'ébriété avancée commit l'erreur de manipulation *eurêka* qui permit au chercheur de localiser une nouvelle substance synthétisée au sein du tissu qui tapisse la paroi interne des vaisseaux, les conduisant à se relaxer. Baptisée EDRF (pour facteur relaxant dérivé de l'endothélium), la substance demeure pourtant encore mystérieuse. De nombreuses équipes tentent en vain de l'isoler. De son côté, Ferid Murad, un pharmacologue des laboratoires Abbott, étudie la nitroglycérine dans le traitement des crises cardiaques afin de trouver des composés moins dangereux et plus efficaces. Il découvre que la nitroglycérine et ses dérivés sont inopérants en eux-mêmes mais provoquent une vasodilatation parce qu'ils sont transformés en monoxyde d'azote. « Qu'un gaz comme le monoxyde d'azote, un simple polluant atmosphérique produit par la combustion de l'azote, puisse avoir des fonctions importantes dans le corps, c'était vraiment sensationnel ! » déclare l'un des trois futurs Nobel, Louis Ignarro. Bientôt, ils établissent le lien entre l'EDRF et le NO : le monoxyde d'azote est un médiateur de la relaxation musculaire des vaisseaux sanguins.

Quel rapport avec le raisin ? Les polyphénols. À l'Université Louis-Pasteur de Strasbourg, on avait déjà caractérisé les effets vaso-relaxants de certains composés polyphénoliques du vin rouge. Les études des prix Nobel ont permis de comprendre que ce relâchement bénéfique ne serait pas lié aux propriétés antioxydantes des polyphénols mais que l'extrait de vin ou de raisin, en stimulant directement la production de NO, empêche les dangereux spasmes des vaisseaux sanguins.

Antioxydants, circulatoires, fluidifiants du sang et relaxants artériels, les polyphénols du raisin avaient déjà de quoi séduire les cardiologues et les laboratoires pharmaceutiques, qui commencèrent aussitôt à travailler sur la mise au point de médicaments à base d'extraits de raisin. Mais ce n'était pas tout.

Les polyphénols combattent-ils le cancer ?

Alors que fleurissent les études montrant la protection anticancéreuse qu'exercent les polyphénols du thé ou des fruits en général, peu d'études ont spécifiquement mis en évidence les effets du raisin en ce domaine. Déjà, on a observé que les populations qui consomment du vin rouge à dose modérée sont plus protégées que les autres, et des expériences en laboratoire sur des animaux ou des cellules ont montré les propriétés antitumorales du raisin.

En 1996, le Pr Andrew Clifford, de l'université

Davis en Californie, ajoute à l'alimentation de souris de laboratoire prédisposées au cancer un extrait solide de vin désalcoolisé : 80 % des animaux survivent au-delà de la date où ils auraient dû trépasser. En 1997, le chercheur américain John Pezzuto observe, in vitro, que l'extrait de raisin empêche les mutations de l'ADN à l'origine des tumeurs en activant le système de détoxication des cellules. En outre, il inhibe les deux enzymes qui stimulent une multiplication anormale. Les extraits de raisin bloqueraient donc les principales étapes de la cancérogenèse tant au niveau de l'initiation que du développement et de la progression des tumeurs. La voie est ouverte pour des essais sur l'homme.

Les extraits de raisin dopent l'immunité et expulsent les virus, les caries et le rhume des foins

On pense que le fruit de la treille renforce les défenses immunitaires de l'organisme. En 1999, une étude italienne montre que les polyphénols du raisin, à une concentration produite par une consommation normale, sont des facteurs importants dans les réactions immunitaires qui luttent contre les infections, les inflammations et les cancers[1]. Les chercheurs sug-

1. Bertelli et al. *Resveratrol a natural stilbene in grapes and wine enhances intraphagocytosis in human promocytes : a co-factor in antiinflammatory and anticancer chemopreventive study.*

gèrent que les extraits de raisin pourraient faire partie des traitements médicaux de ces maladies. Des chercheurs finlandais ont découvert que les extraits de pépins de raisin protégeraient contre le rhume des foins. Au Japon, des brevets ont été déposés pour l'action de ces substances qui empêchent la formation de la plaque dentaire et de caries.

LE RAISIN COMMENCE À PEINE À NOUS ÉTONNER...

Selon une étude épidémiologique portant sur des habitants du sud-ouest de la France âgés de 65 ans et plus, dont le vin est la seule boisson alcoolisée consommée régulièrement, les personnes buvant entre 25 et 50 cl par jour auraient 80 % de risques en moins d'être touchés par la démence sénile et 75 % par la maladie d'Alzheimer. Dans ce cas aussi, les agents antioxydants du vin parviendraient à freiner la dégénérescence des neurones. Les médecins phytothérapeutes et naturopathes ont déjà pu mesurer l'action qu'exerce le raisin pour prévenir les rhumatismes, l'arthrite, l'arthrose ou la sclérose en plaques. Reste à le démontrer officiellement. Gageons que les scientifiques mandatés par les organismes vinicoles nous prouveront bientôt que le vin en est capable...

CHAPITRE 4

Le grand nettoyage d'automne

Le microbe n'est rien, le terrain est tout.
Claude BERNARD

Nous avons vu comment, grâce à la cure de raisin, vous allez faire le plein d'éléments protecteurs, régénérateurs et dynamisants. Mais ce n'est pas sa seule fonction. Comme un jeûne, elle va régénérer tous vos organes digestifs et éliminateurs. Mieux qu'un jeûne, elle nettoiera votre organisme de fond en comble. N'amenez-vous pas, au moins une fois l'an, votre voiture au garage pour faire une vidange, changer le filtre à huile, nettoyer les bougies et renouveler le circuit de refroidissement ? Dans votre maison, à l'automne ou au printemps, ne décrochez-vous pas les rideaux et les tableaux, ne sortez-vous pas les tapis, ne videz-vous pas vos étagères et vos placards pour débarrasser meubles et bibelots de la poussière de l'année ? Avez-vous jamais pensé que votre organisme, plus encore que ces objets inanimés, a besoin d'un entretien périodique ? C'est autant pour des raisons hygiéniques que pour se tremper l'âme que les traditions préconisent de renoncer à la viande, à l'alcool, aux sucreries et aux banquets, voire à toute nourriture, pendant quelques semaines chaque année. Mais tout le monde ne suit pas ces usages. Au physique comme au mental, la cure de raisin fait office de carême, avec l'avantage d'être dépourvue de connotation religieuse et choisie en toute liberté.

Le drainage, un acte thérapeutique

Le drainage vise à un assainissement par un écoulement libératoire. Dans un abcès ou une plaie, le chirurgien pose un drain destiné à évacuer le pus et les liquides risquant de s'infecter. En médecine naturelle, le drainage est un acte thérapeutique à part entière, nécessaire à la globalité d'un traitement. C'est un médecin homéopathe suisse, le Dr Nebel, qui a inventé le mot et défini la notion de drainage des émonctoires. Il s'agit d'utiliser des plantes et des remèdes homéopathiques pour stimuler et nettoyer les organes d'élimination, l'intestin et le côlon, le système rénal et urinaire, le foie et la vésicule, le pancréas, les poumons et la peau. Comme le dit le Dr Jean-Claude Lapraz, l'un des grands experts de la phytothérapie scientifique et qui préconise la cure de raisin dans le traitement de nombreuses et graves maladies, « le seul fait de remplacer le plus possible d'agresseurs exogènes, qu'ils soient d'ordre médicamenteux ou alimentaire, par des substances capables d'augmenter de façon importante les capacités d'élimination des principaux organes émonctoriels redonne à des sujets poly-intoxiqués un confort qu'ils n'avaient jamais, ou plus, connu depuis des années ». Pour ce médecin, le drainage est un acte indispensable chez les malades, qu'il ramène au meilleur état acceptable, même quand on ne peut modifier leur équilibre de fond, autant que chez les bien-portants, dont il va soutenir et renouveler l'équilibre, et plus encore pour ceux qui n'ont aucun sens de l'hygiène de vie. C'est à ces notions que je vais me référer pour vous faire bien comprendre la portée réellement thérapeutique de la cure de raisin et les raisons pour lesquelles elle peut faire partie du traitement de véritables maladies.

Un nettoyage organique qui renforce nos défenses

Le drainage enclenche une activité qui déborde la fonction simple d'élimination de certains déchets en forçant le fonctionnement des organes dépurateurs. La cure de raisin, en obligeant l'organisme tout entier à accroître son activité au-delà de ses limites spontanées, lui permet de faire face aussi bien à une attaque imprévue et massive qu'à une accumulation de mini-agressions capables, à force, de miner ses capacités de défense. Si vous recommencez à chaque automne, d'année en année, votre organisme se défendra de mieux en mieux et votre santé deviendra de plus en plus solide.

En leur permettant d'éliminer, de manière volontaire et active, les résidus en surcharge, la cure de raisin va réaliser un drainage puissant de tous les organes d'élimination.

- *Le drainage rénal* augmente la diurèse et permet d'éliminer les déchets des différents métabolismes, les résidus de certains médicaments et les polluants chimiques.
- *Le drainage intestinal* assure l'élimination correcte des résidus alimentaires et empêche la réabsorption des toxines au niveau de l'intestin, cet organe dont la surface d'échange, considérable, atteint 200 m^2.
- *Le drainage du foie* réalise la détoxication du sang et de tout l'organisme puisque le foie est sa grande station-service. Un litre et demi de sang transite chaque minute par les 300 milliards de cellules de cet organe afin qu'il filtre toutes les substances, qu'elles soient utiles ou toxiques, avant qu'elles soient transportées vers les autres parties du corps. C'est le foie qui va distribuer le glucose, les acides aminés et les acides gras en provenance de l'intestin. Il produit des substances nécessaires à la coagulation du sang et il détruit les hormones en excès. Il stocke le sucre sous forme de glycogène. Il fabrique le cholestérol et permet aussi de l'éliminer ainsi que les graisses, les protéines et l'alcool. On comprend qu'avec tout ce travail il puisse parfois piquer une crise ! Si le foie

est fatigué ou affaibli, cela se traduit par des nausées, un sentiment de « patraquerie », un rhume, une angine, une crise de rhumatismes ou le développement d'une maladie. Pour ce faire, la durée de vie de ses cellules est très courte, entre trois cents et cinq cents jours, et sa capacité de régénération fantastique. Lorsqu'il est détruit par une hépatite, il peut complètement se restructurer. La cure de raisin va permettre au foie de se régénérer.

• *Le drainage de la vésicule* assure une bonne sécrétion de la bile, qui véhicule les produits de dégradation toxique du foie vers l'intestin, et ceux dont la présence est indispensable à la bonne absorption des nutriments, notamment des graisses. Il améliore le remplissage et la vidange vésiculaires nécessaires à la qualité de la bile et aux mouvements réflexes de l'intestin.

• *Le drainage du pancréas* améliore l'assimilation des sucres et des graisses et permet de mieux faire face à d'éventuels excès alimentaires. Un pancréas en bon état répond correctement aux variations du taux de sucre sanguin en modulant sa sécrétion d'insuline. Quand on sait que l'insuline est l'hormone qui commande – aussi – le stockage des graisses corporelles, on comprend qu'un pancréas efficace permette de maigrir et surtout de ne pas grossir. De plus, cette glande étant en relation interactive avec toutes nos autres glandes, le fonctionnement équilibré du pancréas a des répercussions sur l'équilibre hormonal général. « À lui seul, un drainage du pancréas peut guérir des affections respiratoires, cutanées, musculaires ou neurologiques », assure le Dr Lapraz.

Pourquoi la cure de raisin est préférable au jeûne

Le jeûne, c'est ne rien avaler du tout, sauf de l'eau. Une abstention totale à laquelle il est impossible de se soumettre quand on mène une vie normale. Seuls des grands mystiques en retraite sont capables de tenir le coup. Herbert Shelton, le pape de l'hygiénisme qui, aux États-Unis dans les années trente, a aussi découvert l'importance des combinaisons alimentaires, a supervisé plus de soixante mille jeûnes dont il a analysé le mode d'action. Dans son livre de référence[1], il explique comment, lors d'un jeûne, le corps puise dans ses propres tissus ce dont il a besoin grâce au phénomène de l'autolyse. Faute de trouver de l'énergie dans les aliments, les enzymes qui se trouvent dans les cellules dégradent les tissus afin de les transformer en énergie utilisable. Tout peut être autolysé, mais le corps agit prudemment en commençant par s'attaquer aux tissus les moins essentiels. Le glycogène stocké dans le foie est sollicité en premier ainsi que les graisses de réserve, puis les muscles, les organes non vitaux et les tissus malades, qui peuvent être autolysés à 100 %. C'est dans cette autolyse des

1. H. M. Shelton *Le Jeûne*, Le Courrier du livre, 1970.

tissus malades que résiderait la valeur curative d'un jeûne. Mais au-delà de quarante jours pour une personne de corpulence normale, le corps va s'attaquer aux organes vitaux. C'est la raison pour laquelle les jeûnes rituels ne dépassent jamais cette durée fatidique pendant laquelle Jésus s'isola dans le désert.

Lors de la cure de raisin, l'autolyse se produit également, sans doute moins violente mais certainement plus facile et probablement plus efficace car associée aux vertus détoxiquantes, éliminatrices et reconstructrices du fruit de la vigne. Elle offre l'avantage incomparable de ne pas vous soumettre au stress de la frustration et de la faim, de ne pas vous affaiblir et de vous permettre de travailler, faire du sport, mener une vie de famille, voir des amis et garder un moral au beau fixe.

Pourquoi la cure de raisin est plus efficace que les autres monodiètes

Toutes les monodiètes, qu'elles soient de fruits, de jus, de potages, de riz complet ou de légumes, déclenchent une élimination accélérée. Mais seule la cure de raisin associe la régénération, le drainage intensif, la mise en réserve de nutriments protecteurs et la tranquillité d'esprit. Nous avons vu comment aucun autre aliment ne peut être consommé à l'exclusion de tout autre. Le riz, s'il est énergétique, n'apporte pas d'antioxydants et exerce un effet plutôt constipant.

Les jus et les potages sont dépourvus des fibres nécessaires pour stimuler les mouvements de l'intestin. Même le jus de raisin, puisqu'il n'exprime pas la peau et les pépins, ne peut prétendre fournir ces polyphénols qui donnent à la vigne ses lettres de noblesse.

CHAPITRE 5

À qui et à quoi profite la cure

Il ne faut pas rougir d'emprunter au peuple ce qui est utile à l'art de guérir.

HIPPOCRATE

Tout le monde, sauf les enfants et les femmes enceintes, peut faire la cure de raisin. Si vous avez trop de poids ou trop de cholestérol, si votre tension artérielle joue les équilibristes, si vous souffrez de rhumatismes, de tendinites ou de crampes, si vous avez tendance aux crises de foie ou aux maux de tête, si votre estomac est irritable, si vos intestins sont paresseux, si vous faites de rhumes, angines, bronchites ou sinusites à répétition, si vous avez des séquelles de fractures, si vous êtes fatigué, surmené, boulimique ou anorexique, si vous avez le blues, le raisin va vous secourir.

Si vous êtes malade, faites la cure sous contrôle médical

Si vous avez une maladie sérieuse, demandez toujours l'avis de votre thérapeute. Cependant, la médecine officielle moderne, basée sur l'étude étroite des mécanismes biologiques, ne prend pas suffisamment en compte les états environnementaux. La diététique fait rarement partie des traitements, sauf dans le cas de certaines affections, comme les maladies cardio-vasculaires ou l'obésité, pour lesquelles les effets délétères ou positifs des aliments sont indiscutables. La plupart des médecins classiques ne se risqueraient pas à recommander des pratiques ou des régimes qu'ils n'ont pas expérimentés, et l'on ne saurait les en blâmer. Aussi, en cas de maladie, serait-il judicieux de consulter un praticien sérieux qui connaît bien la naturopathie, la phytothérapie... et la cure de raisin.

Les Drs Jean-Claude Lapraz et Christian Duraffourd ont intégré ces pratiques traditionnelles dans la vision et les données de la science contemporaine et les enseignent à un groupe de médecins au sein de la Société française de phyto-aromathérapie [1]. Ces médecins prescrivent couramment la cure de raisin dans toutes les maladies de surcharge, de pléthore, d'intoxication et dégénératives, pour autant que le malade soit capable de la suivre rigoureusement. À l'hôpital Boucicaut de Paris, où ils ont assuré pendant

1. Voir adresse en fin de livre.

cinq ans une consultation d'oncologie médicale dans le service de cancérologie du Pr Reynier, ils ont pu mesurer le rôle important que peut jouer la cure pour accompagner un traitement classique de chimiothérapie, permettant d'en potentialiser les effets thérapeutiques autant que d'en atténuer les effets secondaires.

« Ce n'est pas un miracle, c'est la douche annuelle, explique le Dr Lapraz. Les résultats les plus spectaculaires se voient sur les maladies inflammatoires, en particulier les maladies articulaires comme la polyarthrite chronique évolutive, où, pendant la cure de raisin, on obtient toutes les rémissions qu'on veut, sans antalgique, sans anti-inflammatoire et souvent de façon durable puisque cela peut tenir deux ou trois ans. Je ne vous parle pas des douleurs arthritiques, arthrosiques et autres poly-intoxications sur lesquelles on obtient aussi des résultats extraordinaires.

» La cure offre d'autres avantages : sur le plan immunitaire au niveau de la lutte antimicrobienne et au niveau enzymatique, puisque rester pendant un temps aussi long avec ce seul apport alimentaire oblige l'organisme à faire fonctionner des enzymes qu'il a perdu l'habitude d'utiliser. Sur une période de dix jours, on ne constate pas de fonte musculaire. C'est la grande différence avec le jeûne, car l'apport calorique du raisin fait que l'organisme n'a pas besoin de puiser dans ses propres protéines.

» Rompre la routine est en soi un traitement. Ce qui déclenche le plus volontiers des cancers, c'est le même geste répété quotidiennement, à la même heure, au même endroit. La nourriture finit par devenir l'un des éléments les plus agressifs qui soient alors qu'elle devrait être l'un des adjuvants thérapeutiques les plus importants. Les Occidentaux meurent de maladies cardio-vasculaires parce qu'ils mangent chaque jour des graisses de mammifères. Les Asiatiques souffrent d'hypertension et de cancers du côlon parce qu'ils consomment chaque jour trop de sel. Les gens qui fument de manière anarchique trois paquets dans la journée et qui restent ensuite une semaine sans fumer risquent moins d'avoir un cancer de la gorge que ceux qui avalent chaque jour que Dieu fait la fumée de dix cigarettes.

» En prescrivant la cure de raisin à de grands malades, on utilise un déséquilibre induit qui est suivi, corrigé et appliqué à un apport catalytique, enzymatique, associé à une augmentation de la diurèse et une activation du transit intestinal. Ce déséquilibre peut avoir des inconvénients passagers sur l'instant, mais il offre un avantage à long terme. Dix jours, ce n'est jamais trop mais, dans certains cas, ce n'est pas suffisant. Cependant, sauf indications particulières, nous déconseillons de dépasser les dix jours à un malade qui n'est pas suivi par un médecin qui connaît sur le bout du doigt la médecine de terrain. »

Ces médecins rapportent des cas concrets de traitement avec la cure de raisin.

Un cas d'hypercholestérolémie [1]

Yves, âgé de quarante-sept ans, consulte parce qu'il a un taux de cholestérol et de triglycérides trop élevé. Son hypercholestérolémie a été découverte dix ans auparavant et traitée par divers hypolipémiants (fénofibrate, puis pravastine, puis simvastatine). Malgré ces traitements, son taux de cholestérol est resté supérieur à 3 g/litre et ses triglycérides dépassent 2 g/litre. Sa mère avait aussi trop de cholestérol et une surcharge pondérale, comme Yves, qui pèse 82 kilos pour 1,78 m. Il montre aussi une hypertension labile.

Le Dr Duraffourd lui prescrit une cure de raisin. Il commence par une alimentation décroissante les trois premiers jours associée à des préparations faites de plantes médicinales de drainage, suivie par le raisin exclusivement pendant dix jours et retourne progressivement à une alimentation normale durant les onze jours suivants.

Pendant la cure, Yves perd 7 kilos et ses taux de lipides sanguins diminuent. Il n'éprouve ni malaise ni faiblesse et ne présente aucun trouble du transit intestinal, en particulier pas de diarrhée. Son état général est excellent, sa glycémie normale. À la fin de la cure, ses triglycérides ont diminué à 1,76 g/litre et son cholestérol se normalise à 2,5 g/litre, mais surtout le rapport entre le « bon » et le « mauvais »

1. C. Duraffourd, J.-C. Lapraz, R. Chemli, *La Plante médicinale, de la tradition à la science*, Jacques Grancher, 1997, p. 494-5.

cholestérol s'est beaucoup amélioré. Avec un traitement phytothérapique sur les mois suivants, son bilan lipidique sera normalisé et stabilisé. L'analyse des résultats traduit bien l'efficacité de la cure de raisin et des plantes de drainage sur les fonctions métaboliques du foie et la protection cardio-vasculaire.

Un cas d'hyperplaquettose [1]

Jacqueline, âgée de soixante-seize ans, est atteinte depuis quinze ans d'un syndrome myéloprolifératif, c'est-à-dire que sa moelle osseuse fabrique trop de plaquettes sanguines. Le 2 septembre, elle se sent extrêmement fatiguée et somnolente, ne veut ni boire ni manger et son haleine est très forte, comme si elle avait une crise de foie.

Le 5 septembre, le médecin la traite exclusivement par apport de jus de raisin, toutes les heures, par petite quantité, étant donné son faible état de conscience. Les jours suivants, il augmente progressivement les doses puis lui fait manger le raisin grain à grain. Trois jours plus tard, le 8 septembre, ses plaquettes ont déjà diminué de moitié, ainsi que ses gamma GT (marqueur donnant des indications sur l'état du foie).

Ce résultat est impressionnant, par sa puissance et sa rapidité, lorsqu'on sait combien il est difficile de réguler la fabrication des plaquettes sanguines. La

1. *Idem*, p. 495-6.

cure de raisin, prolongée quelques jours, permettra de l'améliorer encore et, par la suite, le relais sera pris par un traitement phytothérapique de terrain.

À qui la cure de raisin est-elle interdite ?

À personne, sauf aux femmes enceintes et aux enfants. C'est-à-dire que tout le monde peut en tirer les fruits. Même les personnes âgées et les cancéreux, comme nous l'avons vu. Dans l'enquête de Terre vivante sur les cinq cents personnes qui ont suivi la cure, il n'y a pas eu un seul cas où elle a provoqué des réactions assez inquiétantes pour nécessiter l'intervention urgente d'un médecin. Les rares désagréments observés ont conduit, au pire, à l'arrêt de la cure. Toutefois, je le répète, si vous êtes malade, prenez l'avis de votre médecin et faites la cure sous son contrôle.

- Les diabétiques insulinodépendants, en particulier, doivent faire vérifier régulièrement leur glycémie.
- Les personnes qui ont des gros calculs biliaires ou urinaires doivent aussi se faire suivre, car le drainage peut provoquer leur évacuation, risquant de déclencher une crise douloureuse.
- Chez des personnes souffrant d'une sérieuse constipation chronique, il peut arriver que les intestins se bloquent pendant la cure exclusive. Dans ce cas, il faut boire davantage, renoncer pendant quel-

ques jours à manger la peau et les pépins du raisin et faire preuve de patience. Si le problème persiste plus de trois jours, faire un lavement. Après la cure, au cas où la constipation resurgirait, prendre chaque jour une tisane stimulant la vésicule biliaire, à base de feuilles d'artichaut (ou bien des comprimés de *Chophytol*), mais sans séné, qui est un purgatif violent.

• De très rares cas d'allergie au raisin ont été signalés. Le raisin n'étant pas du tout allergisant, bien au contraire, il semblerait que la responsabilité revienne aux produits chimiques de traitements. Si vous constatiez des réactions d'intolérance anormale, il faudrait consommer exclusivement des fruits de culture biologique.

• Les femmes enceintes et les enfants n'ont pas besoin de se soumettre au drainage puissant induit par la cure.

LES PROBLÈMES QUE LA CURE PEUT PRÉVENIR OU AMÉLIORER

- Acné
- Arthrite
- Ballonnements
- Cancer
- Cellulite
- Cholestérol
- Colite
- Constipation
- Couperose
- Crampes
- Crises de foie
- Diabète non insulino-dépendant
- Fatigue
- Fragilité capillaire, veinules éclatées
- Goutte
- Hémorroïdes
- Hypertension artérielle
- Jambes lourdes
- Ostéoporose
- Polyarthrite chronique évolutive
- Problèmes de peau
- Rétention d'eau
- Rhumatismes
- Rhumes, angines, bronchites à répétition
- Risque cardio-vasculaire
- Séquelles de fracture
- Stress
- Surmenage
- Surpoids
- Tabagisme
- Teint brouillé
- Tendinites
- Thrombose
- Triglycérides
- Varices
- Vieillissement

CHAPITRE 6

Choisir vos raisins pour optimiser votre cure

Vous planterez des vignes et vous en mangerez les fruits.

La Bible, Isaïe 65,21

La culture de la vigne, l'une des plus anciennes du monde, a commencé à peu près en même temps que celle du blé et de l'olivier. Se fiant à des pépins de raisins cultivés retrouvés en Géorgie ainsi qu'à une grosse jarre ornée d'un motif de grappe, datée du VIe millénaire avant J.-C. et conservée au musée de Tbilissi, les experts pensent que les premières vinifications eurent lieu dans le sud du Caucase. Les plus anciennes traces écrites proviennent de Mésopotamie et de la vallée du Nil, vers 2500 avant J.-C. Elles révèlent une viticulture très organisée. Quelques siècles plus tard, les amphores exhumées de la tombe de Toutankhamon indiquent le millésime, le vignoble et le nom du maître de chai.

Les vignes de la vallée du Nil sont probablement les ancêtres de la plupart de nos cépages rouges. Deux mille ans avant notre ère, d'intrépides marins apportent les produits et la technique de la vigne en Crète et de là en Grèce, puis en Sicile et en Italie du Sud. On apprécie ces breuvages épais venus des îles, réputés pour leur douceur, qui, parfois additionnés d'herbes, d'épices et de miel, sont servis dans les banquets où les convives philosophent. Les Gaulois, barbares ivrognes vilipendés par les auteurs gréco-romains, achètent aux Romains des flots de vin qui transitent sur les voies navigables jusqu'en Cornouailles et en Germanie, ce qui fait douter d'une production locale.

Vers 600 avant J.-C., les Grecs plantent les premiers ceps en France, sur la côte méditerranéenne. Depuis l'antique cité phocéenne, les vignobles remontent le long de la vallée du Rhône. La Gaule Narbonnaise se couvre de vignes jusqu'aux escarpements d'Hermitage et de Côte Rôtie au nord, de Gaillac à l'ouest.

Deux siècles plus tard, la découverte de cépages plus résistants permet une poussée vers le nord et jusque dans le Bordelais. Le vignoble bourguignon est créé vers l'an 200 et la vigne s'étend bientôt à toute la Gaule. Peu à peu, le raisin conquiert l'Europe, de l'Allemagne à l'Espagne en passant par la Hongrie. Au Moyen Âge, chaque monastère possède son clos car la dive boisson est nécessaire pour la messe. D'où une floraison de nouveaux vignobles autour de Paris et dans la vallée de la Loire. La Renaissance consacre le retour de Bacchus. Les traités d'œnologie se diffusent, la verrerie devient un art. À la cour des Valois, on sirote les vins « à l'italienne », frappés avec de la neige. Dans le Sud-Ouest, on tente des cuvaisons longues pour obtenir des boissons plus tanniques qui se conservent mieux. Ces vins noirs de Guyenne connaissent un succès foudroyant auprès des aristocrates britanniques. Pendant ce temps, du côté d'Épernay, un moine nommé dom Pérignon perfectionne une cuvée pétillante... Mais le vin, lourdement taxé, reste l'apanage de la noblesse. À la Révolution, les cahiers de doléances du peuple réclament le droit à cette boisson de vie. L'abolition des octrois honnis, le 1er mai 1791, permet la libre circulation du jus de la treille. Chacun plante sa vigne en symbole de liberté. Au XIXe siècle, on travaille scientifiquement les cépages et les techniques, et en 1855, le classement des vins de Bordeaux officialise la hiérarchie des crus. La culture de la vigne est exportée en Californie, en Amérique du Sud, en Afrique du Sud et en Australie.

Les Anciens n'avaient pas élaboré de variétés différenciées pour le raisin de table et la vinification. Les fruits qui ne servaient pas à fabriquer le vin étaient séchés pour en faire un sucre qui, comme le miel, servait aux préparations culinaires. C'est à partir de la Renaissance qu'on sélectionna des variétés de raisin de table, comme le chasselas de Fontainebleau, cher à François Ier. Mais il faut attendre le XIXe siècle pour que le raisin de table se taille une place dans tous les foyers. Aujourd'hui, si le raisin de table ne représente que 5 % de la production viticole, le reste de la vendange servant à en tirer le vin, une grande variété de raisins frais, venus du monde entier, est désormais accessible toute l'année. Mais le meilleur déboule sur nos marchés pendant la saison dorée des vendanges, de septembre à novembre.

Les variétés se distinguent non seulement par la forme et la taille de leurs grappes, mais aussi par le degré de lignification du pédoncule et de la rafle, et aussi, bien sûr, par la grosseur, la couleur, la géométrie et la saveur du grain.

QUELQUES PRÉCISIONS

La *grappe* se développe autour de la *rafle*, qui est la charpente à laquelle sont attachées les baies. Le *grain* est recouvert d'une fine poudre blanche appelée la *pruine*, qui n'est pas un additif chimique comme on pourrait le croire, mais une sécrétion de fines paillettes de cire qu'exsude sagement le raisin pour se protéger de la pluie. La pruine est surtout visible sur le raisin noir, qui en produit davantage. Un contact avec le doigt suffit à l'effacer. Sa présence indique que le fruit n'a pas été manipulé et qu'il est d'une parfaite fraîcheur.

En France, quatre variétés se taillent la part belle : le chasselas et le muscat de Hambourg, avec leurs appellations contrôlées de Moissac et du Ventoux qui sont les deux seules AOC de raisin de table, l'alfonse-lavallée et l'italia. Les trois variétés françaises représentent 75 % de la récolte totale, qui est fournie, pour 90 %, par cinq départements : le Vaucluse, le Tarn-et-Garonne, le Gard, les Bouches-du-Rhône et l'Hérault. Peu à peu, sous l'impulsion de l'INRA, de nouvelles variétés voient le jour et les dénicher est l'un des fameux plaisirs de la cure.

Les principales variétés

Le chasselas de Moissac, des lettres de noblesse

Moissac, ville prospère de meuniers depuis le XVIe siècle, devient au XIXe la capitale du chasselas. Jean-Baptiste Salers, héritier de la minoterie et de la propriété familiale, décide de se consacrer à l'exploitation du domaine de Saint-Hubert, à huit kilomètres au nord-est de Moissac, dans l'une des contrées les plus pauvres du Quercy. Soucieux de développer la culture de la vigne sur ses terres, il s'adresse à une exploitation réputée, Thomery, dont le vignoble s'était constitué depuis le début du siècle grâce à la multiplication des plants de la fameuse « Treille du Roy » à Fontainebleau. En 1858, il plante, sur les coteaux moissagais, deux carrés d'où sortira tout le futur chasselas. La première récolte, vendue aux Halles de Paris en 1861, produisit 500 kilos. À partir de 1885, les vignobles de chasselas de Cazes-Mondenard, Dufort-Lacapelette, Saint-Quintin, puis Lauzerte et ses coteaux définissent la région du raisin-roi formant couronne au-dessus de Moissac, désignée aujourd'hui sous le nom de « zone d'appellation du chasselas de Moissac ».

Pour parvenir à ce petit grain tendre et doré à la peau fine et à la saveur délicatement sucrée, la culture du chasselas a eu pour règle de conduite la création d'une œuvre que les cultivateurs ont voulu porter à son plus haut degré de perfection. Chaque famille exploite une petite surface afin de réussir à donner les soins nombreux, méticuleux et spécifiques que la région a peu à peu élaborés. On ne le cultive pas, on le soigne, on le chérit comme un enfant.

Pour protéger les fruits des oiseaux et des insectes, les Moissagais ont développé l'ensachage ou conservation sur cep. Lorsque la moisson était terminée, les viticulteurs commençaient à placer les sacs. On employait tantôt de véritables sacs en papier fermés hermétiquement ou légèrement ouverts par une échancrure obtenue en enlevant les angles avec des ciseaux, d'autres préféraient des sacs ouverts comme des cloches. Avec des épingles ou du raphia, on attachait le sachet, après l'avoir froncé, au sarment et non au pédoncule du raisin afin de ne pas blesser la grappe et de mieux protéger le fruit des intempéries. Et l'on s'est aperçu que les raisins mis en sacs dans l'idée de les isoler des prédateurs étaient incomparablement plus beaux que ceux restés nus car l'enveloppe en papier protégeait la grappe du soleil trop ardent qui bronzait excessivement les raisins. C'est ainsi que le chasselas a acquis sa teinte incomparable, uniforme, translucide et ambrée.

C'est en 1953 que le chasselas prit ses lettres de noblesse en recevant son appellation d'origine « chasselas doré de Moissac ». Aujourd'hui, sur les 80 000 à 100 000 tonnes de la production française de raisin frais de table, 15 000 à 20 000 tonnes viennent de Moissac, dont 10 000 à 12 000 sont du chasselas d'appellation contrôlée. Le reste, qui ne répond pas aux critères de l'AOC, est vendu sous le nom de chasselas du Quercy.

Centre des préoccupations des Moissagais, le raisin est aussi leur grande fierté. Le troisième week-end de septembre, la ville explose en une immense fête des fruits et des légumes dont le raisin est roi. Un jardin extraordinaire, dressé à chaque coin de rue, propose aux promeneurs de découvrir et d'apprécier la valeur de ces produits de la terre, cultivés avec un savoir-faire ancestral. Dégustations de fruits, de jus, de verjus, de confiseries, films et conférences sur la production, la vendange ou les vertus des fruits pour la santé, créations artisanales et artistiques sont offerts aux visiteurs par la municipalité, les producteurs et les commerçants. Les raisins rivalisent de qualité dans le plus grand concours mondial, tandis qu'un rallye automobile déroule sa farandole au milieu des vignobles. Un événement unique, savoureux et joyeux qui mérite d'autant plus qu'on y fasse un tour que la ville de Moissac, avec son cloître, son abbaye et son uvarium bâtis de briques roses comme toute cette superbe région du Tarn et du Quercy, est un pur joyau de l'architecture médiévale et florentine.

LES CARACTÉRISTIQUES DU CHASSELAS DE MOISSAC AOC

Grappe : souple, longue, plus ou moins épaulée ou ailée, pleine (sans trous), longueur minimale de la rafle à l'extrémité de la grappe : 12 cm.
Grains : sphéroïdes, libres (ni serrés ni aplatis), disposés régulièrement sur la grappe, de taille régulière. Diamètre minimal : 12 mm. Coloration plus ou moins dorée, mais ni cuivrée ni bronzée. Pulpe translucide.
Pépins : peu nombreux et petits, se voyant par transparence.
Présentation : la grappe doit être ciselée, débarrassée de ses petits grains non formés, exempte de traces de produits étrangers, avec sa pruine. La rafle doit être verte et saine. Teneur en sucre minimale : 160 g/l avec une tolérance de 10 grammes.
Conditionnement : plateaux de bois signés de l'appellation « chasselas de Moissac ».
Saison : de la mi-août à la mi-novembre mais on le trouve, sortant des frigos, jusqu'au nouvel an.
Prix : l'AOC justifie un coût plus élevé que les classes roturières. La noblesse a son prix.

Le chasselas ordinaire

On trouve aussi un chasselas de qualité inférieure, dépourvu d'AOC, provenant du Quercy ou d'autres régions comme le Bordelais, le Languedoc-Roussillon et la Provence. Il ressemble au fruit de Moissac par son aspect, mais sa présentation est moins parfaite et sa saveur moins délicate.

L'italia blanc, le plus gros

Avec ses gros grains fermes verts ou dorés qui éclatent sous la dent pour répandre un jus divinement sucré au léger arôme de muscat, il est apprécié aussi pour sa bonne résistance au transport. La majorité de la production nous arrive d'Italie et de Sicile de septembre à décembre, mais une partie est produite en France en octobre.

Le danlas blanc, bien sucré

Cette variété blanche de Montpellier, qui ressemble au chasselas avec sa baie translucide et ambrée mais plus grosse que ce dernier, a une peau plus épaisse et un goût plus neutre, quoique bien sucré.

L'ora blanc, le plus précoce

Cette nouvelle variété blanche, provenant de Montpellier, est le plus précoce des raisins de table et apparaît dès le mois de juillet. Ses baies jaune doré, assez grosses, ont une saveur agréable et une pellicule fine.

L'isa blanc, gros et fin

C'est une nouvelle variété blanche, à grosses baies, qui mûrit quelques jours avant le chasselas et se caractérise par un goût de muscat, très fin et apprécié.

Danuta, exalta, madina et sulima, blancs sans pépins

Les travaux menés à l'INRA depuis vingt ans ont abouti en 1990 à l'inscription au catalogue de quatre nouvelles variétés blanches sans pépins. Ces raisins, qualifiés d'apyrènes, possèdent toutefois des ébauches de pépins qui sont peu perceptibles à la dégustation. Ils sont parfaits pour être utilisés en cuisine. L'exalta est très apprécié pour son goût prononcé de muscat.

Le muscat de Hambourg, le roi des noirs

Ses grains noirs, petits et allongés, à la peau fine et à la belle couleur grenat, ont une saveur musquée, plus forte que celle des raisins blancs. Ses pigments sont bourrés de polyphénols dont le raisin noir est dix fois plus riche que le blanc. D'où l'importance de consommer beaucoup de raisin noir pendant la cure.

Le muscat est le seul raisin, avec le chasselas du Moissac, à bénéficier d'une AOC : le « muscat du Ventoux ». Pour parvenir à sa coloration uniforme, il lui faut beaucoup de soins et il doit pouvoir bénéficier de températures suffisamment fraîches, le jour aux environs de 20 °C et surtout la nuit, 15 °C au maximum. La production, de 12 000 à 15 000 tonnes, est récoltée entre la fin août et la fin novembre.

Alphonse-lavallée, un noir classique

Ses grosses baies bleu-noir foncé ont une saveur assez neutre mais offrent l'avantage de bien résister au transport et au temps. Il est produit dans le sud de la France mais aussi en Afrique du Sud et au Chili, grâce auxquels on le trouve toute l'année. Mais à quoi bon ? À chaque fruit, sa saison !

Le lival, noir cousin d'alphonse

Précoce, ce noir apparaît dès le début du mois d'août. Avec ses gros grains bleu-noir, il est apprécié pour la régularité de ses baies, sa couleur homogène et la fermeté de sa pulpe.

Le ribol, noir tardif

Avec sa pulpe ferme et charnue, ses gros grains, sa peau épaisse et bien noire, recouverte d'une forte pruine, le ribol arrive tard, en octobre, car il est résistant. Une bonne dose de polyphénols si on le mâche avec ferveur.

Le cardinal, rouge clair

Cette variété précoce de Montpellier est originaire des États-Unis. Son gros grain rouge violacé clair et sa peau épaisse le rendent moins agréable à l'œil et au goût que le muscat.

Le prima, rouge précoce

Inscrit en 1996, le prima arrive à maturité quelques jours avant le cardinal, dont il présente la robe claire mais plus uniforme. Ses grosses baies ont un croquant très agréable.

Alvina, noir sans pépins

Seule variété de raisin noir sans pépins, obtenue par croisement d'alphonse-lavallée et de sultana (ce dernier est réservé à la production de raisins secs), l'alvina trouve sa meilleure utilisation en cuisine.

Comment choisir vos raisins

Choisissez des fruits mûrs, cueillis à maturité et qui n'ont pas séjourné longtemps au frigo. Un raisin frais a une tige verte. Un raisin blanc doit être vert-jaune ou doré, le chasselas surtout, sans traces brunes. Le fruit est mûr quand sa saveur est sucrée. N'hésitez pas à goûter un grain qui s'est détaché tout seul afin de ne pas entamer la grappe. Choisissez des grappes bien formées, homogènes, sans trous, chargées de grains qui tiennent fermement à la rafle. Évitez ceux qui sont fendus, abîmés, tachés ou qui présentent des traces de moisissure.

Pendant la cure, étant donné que vous consommerez trois kilos de raisin par jour, vous pouvez acheter un plateau entier, totalisant une dizaine de kilos qui vous nourriront pendant trois jours, à condition de vous limiter à une seule variété. Si vous privilégiez la diversité, il est plus prudent de vous fournir au jour le jour ou un jour sur deux.

Les contrôles de qualité

La qualité d'un fruit fait référence à plusieurs notions complémentaires : aspect, saveur, texture, poids, composition nutritionnelle, hygiène. En pratique, plus le raisin est sucré, meilleur il est. Pour savoir si le fruit est prêt pour la récolte, on mesure sa teneur en sucres et son acidité sur le jus extrait de l'échantillon. La qualité est notée avec deux niveaux d'appréciation : satisfaisante et supérieure. La récolte est en principe décidée à partir de l'indice de maturité, qui, pour toutes les variétés, doit être supérieur à 18 alors que pour l'AOC chasselas de Moissac, il doit dépasser 25.

En fonction des différents critères de qualité, les raisins sont classés en quatre catégories – Extra, I, II et III – qui sont de moins en moins parfaites, avec de plus en plus de malformations, de défauts de coloration, de brûlures de soleil et des grappes de plus en plus petites. Chaque catégorie a une tolérance de défauts et de calibrage limitée à respectivement 5, 10 et 15 %. La catégorie Extra doit être exempte de défauts, avec une grappe pesant au moins 200 g pour les variétés à gros grains et 150 g pour les petits grains. L'AOC chasselas de Moissac fait l'objet d'une exigence spéciale, décrite plus haut. Les prix diminuent évidemment en fonction de la catégorie. Pour la cure, je ne saurais trop vous encourager à choisir la catégorie Extra et les AOC.

À SAVOIR :
LE RAISIN EST L'UN DES FRUITS LES MOINS TRAITÉS

Contrairement aux idées reçues, le raisin est l'un des fruits les moins traités et sa protection fait l'objet d'un soin extrêmement méticuleux. Par exemple, on essaie de bloquer l'invasion des parasites à partir de la feuille, sans toucher le fruit. On dose précisément, sans excès, afin de permettre à la vigne de fabriquer ses propres défenses, comme ce fameux resvératrol qui protégera nos artères. Et il faut savoir aussi que le soufre, parade contre le mildiou, désintoxique le foie et exerce une action anti-inflammatoire contre les rhumatismes, les douleurs et les irritations respiratoires. Alors, pas de parano !

Le contenu de chaque colis doit être homogène et comporter des grappes de mêmes variété, catégorie et maturité. Aucun corps étranger n'est toléré, à l'exception d'un fragment de sarment solidaire de la hampe et n'excédant pas 5 cm de long. Pour se prévaloir d'une AOC, la vente du raisin n'est autorisée qu'en emballage d'origine portant une bande-vignette permettant l'identification du produit.

Préférez le raisin bio

Depuis quelques années, portés par la vague d'une réelle prise de conscience en faveur de la protection de l'environnement et des scandales dont font régulièrement l'objet les aliments contaminés, le « bio » est officiellement entré dans la grande distribution. La plupart des grandes surfaces ont désormais un rayon bio et les producteurs labellisés offrent leurs produits sur les marchés de rue.

Mais savez-vous ce que signifie le label « produit bio » ou « produit de l'agriculture biologique » ? Les produits bio, obtenus selon un cahier des charges bien précis, sont issus de matières premières cultivées sur des sols qui ont été reconvertis sans engrais chimique ni traitement par pesticide de synthèse et où les OGM sont interdits. La base de la fertilisation, c'est la fumure organique, qui provient idéalement des résidus de récolte, des végétaux qui poussent sur l'exploitation et des déjections des animaux élevés sur place.

La vigne biologique représente, en France, une surface totale de 4 800 hectares, seulement 0,5 % de la surface viticole totale, et 4 %, soit 192 hectares sont consacrés au raisin de table. C'est tout de même important par rapport à la culture de tous les fruits qui totalisent 3 700 hectares bio. La conduite du vignoble suit le règlement européen : labours, enherbement, engrais vert, fertilisation à base de compost et de fumier. Contre les maladies cryptogamiques (oïdium, mildiou, pourriture grise...), les agrobiologistes utilisent des produits à base de soufre ou de cuivre sous leur forme la plus simple et la plus naturelle (fleur de soufre et sel de cuivre). L'une des particularités de la viticulture biologique, c'est le travail du sol. Le labour active la vie des racines, qui puisent en profondeur leurs éléments nourriciers au plus près de la roche mère, alors que quand elles sont abreuvées d'engrais et d'eau, les racines se développent en surface, les raisins sont plus gros mais les plantes deviennent beaucoup plus sensibles aux stress climatiques. Travailler la terre permet aussi aux levures de se développer. Ces champignons microscopiques qui se trouvent sur la peau du raisin enrichissent le fruit, puis le vin, en arômes et en polyphénols.

Du fait du choix des engrais, le taux de nitrates est beaucoup plus faible dans les produits bio. C'est important car les nitrates sont toxiques à très forte dose, formant, avec les acides aminés, des nitrosamines cancérigènes.

Cependant, le label bio n'est pas forcément synonyme de qualité et un produit bio n'est pas toujours parfait. Tout dépend du soin apporté par l'agriculteur, de son éthique et de la chaîne de distribution. 20 à 30 % des produits bio seraient tout de même contaminés par des résidus de pesticides.

Le premier moyen de différencier un produit bio d'un produit courant est la présence du logo AB sur l'emballage. Ce logo français, qui signifie « Agriculture biologique », est une marque collective officielle gérée par le ministère de l'Agriculture. Il garantit le respect du règlement européen pour les produits végétaux et celui du cahier des charges nationales pour les produits animaux. Le logo européen, qui a été adopté en 1999, est symbolisé par un cercle de petites étoiles jaunes sur fond bleu. Syndicats et associations ont leurs propres logos, qu'ils gèrent et contrôlent en interne. Assimilés à des marques commerciales, ils n'ont pas de valeur réglementaire. Ce sont, par exemple, *Nature et Progrès, BioFranc, Fesa, Terre et Vie, Simples*. Certaines organisations régionales ont leur marque, comme *BioBourgogne*, créée il y a près de vingt ans. Beaucoup de distributeurs (*Monoprix, Carrefour, Auchan, Cora, Leclerc, La Vie Claire*) proposent leurs produits bio sous une marque propre. La mention biologique désignant un mode de production et l'AOC un terroir, les deux garanties s'associent parfois et l'on peut trouver du bio d'AOC, notamment dans le secteur du raisin et du vin. Quant aux agriculteurs « raisonnables », ils s'appuient sur une charte qui définit un état d'esprit visant à réduire les doses de produits chimiques répandues, mais pas sur la nature des molécules. Mais il n'y a pas de cahiers des charges, pas d'interdiction des OGM ni de contrôle étatique.

Méfiez-vous des mentions « sans pesticides », « sans traitement après récolte », « traditionnel », « naturel » ou « cultivé comme autrefois », qui n'offrent aucune garantie.

Pourquoi choisir des aliments bio ? Tout d'abord, ces aliments ont une meilleure valeur nutritionnelle car ils sont plus riches en micronutriments essentiels à la santé : les analyses montrent que la fertilisation organique conduit souvent à une augmentation du taux de matière sèche, c'est-à-dire de vitamines, de minéraux et de fibres. On peut penser que le raisin cultivé en bio, comme tous les autres fruits et légumes d'ailleurs, contient davantage de polyphénols, particulièrement de resvératrol, qu'il produit plus volontiers lorsqu'il doit se défendre par lui-même contre les attaques des maladies et des ravageurs.

Choisir le bio est d'autant plus facile que ces aliments sont plus savoureux : parce qu'elle ne force pas la nature à de hauts rendements et que les aliments contiennent moins d'eau, la culture biologique respecte la saveur originelle des fruits, légumes et céréales, même si leur aspect est parfois moins engageant.

Enfin, troisième argument, manger bio équivaut à un engagement humanitaire puisque c'est contribuer à la préservation des richesses de la terre et les sauvegarder pour les générations futures. Cela ne mérite-t-il pas de dépenser un peu plus ?

LE RAISIN SEC : ATTENTION AUX SULFITES

Le meilleur raisin sec est naturellement séché au soleil et préparé sans conservateur. Certaines variétés sont sans pépins et proviennent souvent de Californie. Ce sont pour la plupart des raisins blancs, comme le sultana. Le muscat d'Espagne, noir, se présente sur sa grappe dans de jolies petites boîtes triangulaires. Petit et noir, le raisin de Corinthe, qui n'est pas toujours grec, possède une saveur parfumée qui convient particulièrement à la confection des cakes et des pains. Il est la plupart du temps séché au soleil.

Les produits du commerce contiennent très souvent de l'anhydride sulfureux utilisé pour le séchage et qui sert à leur conservation. Ces sulfites peuvent être très allergisants et à l'origine de crises d'asthme ou d'autres réactions d'intolérance. Aussi est-il préférable de choisir des raisins secs de culture biologique.

Même sans conservateur, les raisins secs se conservent très longtemps. Il suffit de les mettre dans un bocal en verre hermétiquement fermé pour qu'ils se gardent plusieurs mois dans un placard. Ils peuvent aussi être placés au frigo ou congelés. Jetez-les si vous constatez une accumulation de cristaux blancs à leur surface ou une invasion d'insectes.

Il est normal qu'ils continuent à se dessécher au cours du temps. S'ils sont trop ratatinés, il vous suffira de les passer cinq minutes à la vapeur pour leur rendre souplesse et volume. Pour les cuisiner, il est préférable de les couvrir d'eau chaude pendant quelques minutes avant de les incorporer à une pâtisserie. Pour un plat en sauce, cette précaution n'est pas nécessaire.

Comment garder votre raisin

Il est préférable de placer le raisin frais au réfrigérateur car, une fois mûr, il est très périssable. À température ambiante, il fermente, perd son jus et moisit. Dans le bac à légumes du frigo, il se conservera deux ou trois jours.

Lavez la grappe juste au moment de la manger, à l'eau courante ou en la trempant dans deux eaux différentes afin de bien éliminer la poussière. Il ne sert à rien de la laisser tremper car les produits de traitement, dont le raisin français contient aujourd'hui un minimum de résidus, ne se dissolvent pas dans l'eau. Mangez une grappe à la fois et terminez-la : une grappe à moitié entamée se déshydrate et les raisins qui restent attachés à la rafle deviennent mous, collants et immangeables. Si la grappe est très grosse, détachez les grappilles plutôt que les grains un à un.

Sachez aussi que le raisin ne supporte pas la congélation !

Cultivez votre raisin !

Imaginez, comme une tente de fraîcheur verte sur votre terrasse, une treille au travers de laquelle filtrent des gouttes de soleil et d'où pendent de belles grappes dorées qui ne demandent qu'à être cueillies. Ou bien, grimpant sur votre façade, une liane de vigne fertile qui, à la différence de sa cousine vierge, vous offrira ses fruits. Pour des raisons de rentabilité, le raisin de table est cantonné au Midi, mais on peut toujours planter quelques pieds de vigne au-delà de la frontière de la Loire. Les variétés utilisées pour la production commerciale conviennent mal aux amateurs car elles nécessitent des traitements fréquents. De nouvelles variétés, dites d'agrément, ont été créées à l'INRA et sélectionnées pour leur rusticité. Du fait de leur résistance élevée aux parasites, il suffit de leur appliquer un traitement minimal pour obtenir une belle récolte. Ce type de vigne est exclusivement réservé aux jardins privés et son raisin, qui est excellent, ne peut pas être commercialisé. Les premières variétés diffusées sous la marque Ampelia, sous forme de plantes en conteneurs, se nomment :

- *aladin*, raisin noir à grande grappe, baie ronde et pulpe juteuse ;
- *amandin*, raisin blanc à grande grappe, baie ovale, pulpe ferme et saveur musquée ;
- *perdin*, raisin blanc à grappe moyenne, baie sphérique, juteuse et aromatique.

En raison de leur époque de maturité, aladin et amandin sont mieux adaptés à la moitié sud de la France, alors que perdin, précoce, convient à toutes les régions. Mais rien ne vous empêche, si vous êtes prêt à les chouchouter, de planter du muscat de Hambourg, du chasselas doré de Fontainebleau ou du cardinal, et de cultiver trois ou quatre pieds de variétés plus ou moins précoces qui vous assureront des grappes durant plusieurs mois.

La vigne prospère dans les sols pauvres à condition

qu'ils soient bien drainés et additionnés de matières organiques. Elle n'a qu'une allergie : les terres trop argileuses où stagne l'humidité. Réservez-lui un bon ensoleillement et, si vous vivez dans le Nord, installez-la le long d'un mur exposé au sud. Dans les régions plus froides, vous pouvez aussi la cultiver en serre. La première opération consiste à aménager une structure de support en fil de fer à laquelle la vigne pourra s'accrocher : sur des poteaux en pergola pour ombrager une terrasse ou bien verticale le long d'un mur.

Fin mars-début avril est le meilleur moment pour planter les ceps car les grands froids ne sont plus à craindre. Il va falloir en outre apprendre l'opération essentielle de la culture de la vigne : la taille. Elle n'est pas compliquée et pourra vous être expliquée par un spécialiste ou un livre de jardinage. La première année, au printemps, on coupe la jeune vigne en lui laissant deux yeux (amorces de rameaux) et en cours de saison, on supprime les rameaux auxiliaires. Au printemps de la deuxième année, vous taillerez le rameau conservé à trois ou quatre yeux. Des rameaux qui vont en naître, repérez celui qui est issu du dernier œil supérieur, attachez-le (palissez-le, dit-on en langage de jardinier) dans le prolongement de la tige et attachez les autres à sa perpendiculaire. Chaque année, il faudra recommencer la taille. Mais tailler n'est pas tout ! La vigne a aussi besoin d'engrais. Tant qu'à faire, optez pour la fertilisation bio en utilisant du compost ou du fumier bien décomposé. Votre protégée demandera aussi un peu d'eau et un traitement antiparasitaire préventif, fleur de soufre anti-mildiou et sel de cuivre anti-oïdium en pulvérisations sur les feuilles, deux ou trois fois par saison.

À l'aide d'un sécateur spécial, supprimez toutes les grappes mal formées ou malades pour permettre aux autres de prospérer. Quand les tiges brunissent et que le fruit est sucré, les grappes sont bonnes à cueillir. Coupez la hampe avec soin au sécateur. À l'aide de petits ciseaux, toilettez chaque grappe en supprimant les petits grains non encore formés. Déposez vos fruits sur un plateau en bois ou en osier recouvert de feuilles de vigne. Il ne vous reste qu'à déguster ces merveilles, toutes fraîches cueillies.

Et n'oubliez pas, dès le printemps, de récolter les jeunes feuilles tendres afin de les préparer en papillotes farcies et de les conserver au vinaigre et au sel en vue d'une utilisation ultérieure (voir les recettes en fin de livre).

CHAPITRE 7

La cure de raisin votre parcours, pas à pas

Le raisin est le premier de tous les fruits d'automne, le plus nourrissant de ceux qui ne se gardent point.

GALIEN

Abordez la cure de raisin comme une aventure à la fois physique et psychologique. Pour la réussir, il faut choisir le bon moment, s'y préparer, respecter chaque étape, garder le but en tête, tirer la quintessence de chaque instant, de chaque réaction, se découvrir des ressources insoupçonnées pour finir épuré, régénéré dans la forme la plus brillante, habité par l'énergie la plus affûtée, animé par l'esprit le plus vif que vous ayez jamais ressenti. C'est alors que tout devient facile...

Les grands principes de la réussite

Savoir que, pendant dix jours, on ne mangera rien d'autre que du raisin

Pour profiter à plein des bienfaits de la cure de raisin, il faut en respecter les préceptes à la lettre, le premier étant de ne rien avaler d'autre que du raisin pendant les dix jours de cure stricte. Faute de quoi, le raisin étant très calorique, l'organisme se mettrait en surcharge au lieu d'éliminer. Pas facile, direz-vous. Mais, dans la vie, les choses les plus satisfaisantes sont-elles vraiment les plus faciles ? Est-ce dans la facilité que les artistes, les savants, les sportifs ou les grands patrons éprouvent le plaisir suprême de la création, de la découverte ou de la réussite ?

À quel moment commencer la cure ?

Lorsque la saison du raisin bat son plein, entre le début septembre et la fin novembre, avant l'arrivée des grands froids. En ces beaux jours dorés où l'on a envie de prolonger l'été, la cure de raisin va aider votre organisme à réaliser l'adaptation hormonale indispensable pour passer de la saison chaude à la saison froide. Gorgé de soleil, de vitamines, d'anti-oxydants et d'oligoéléments qu'il a accumulés pendant tout l'été, le raisin met alors toute sa puissance vitale à notre disposition. Ayant fait le plein d'énergie, votre immunité naturellement dopée, vous serez fin prêt à affronter sans coup férir les rigueurs de l'hiver. N'attendez pas trop car, lorsqu'on se nourrit exclusivement de fruits crus, le corps, les mains et les pieds ont tendance à se refroidir et, si l'hiver est déjà installé, la cure sera moins agréable que pendant les douceurs automnales.

Bénéfice non négligeable, en automne, les prix du raisin sont à leur niveau plancher.

Une fois que votre vie sera en place pour la rentrée, la maison réorganisée après les vacances, les enfants à l'école, vous aurez l'esprit libre pour programmer votre cure, qui va se dérouler en trois étapes : préparation, cure stricte et réadaptation.

Démarrez la première phase de préférence une semaine après la nouvelle lune. La médecine chinoise est formelle à ce sujet : la lune croissante réveille les organes, les liquides se mettent à circuler et les méridiens s'emplissent d'énergie. L'élimination, qui se déclenchera à la pleine lune, battra son plein au rythme des derniers quartiers. À la prochaine lunaison, je vous assure que vous « péterez » le feu ! À vos calendriers !

Pendant combien de temps ?

Prévoyez vingt-quatre jours en tout : six jours de préparation, dix jours de cure stricte et une semaine de réadaptation progressive à une alimentation normale. Le cycle complet doit absolument être parcouru d'un bout à l'autre, dans sa durée totale, en respectant les trois étapes si l'on veut récolter les bénéfices de la cure. Le raisin est un fruit très riche, très calorique, gorgé de sucre que l'organisme doit se préparer à recevoir à haute dose. Une dizaine de jours, et même un peu plus si vous en ressentez l'envie, est nécessaire pour que s'accomplisse le cycle complet d'élimination en profondeur, de drainage des organes et des tissus, puis de reconstruction. Arrêter plus tôt et ignorer la dernière phase reviendrait à se priver du meilleur de la cure, voire à annuler tous ses effets. Comme l'explique le Dr Christian Duraffourd : « La première semaine, les toxines sont mises en route, évacuées des endroits où elles étaient déposées. La véritable élimination commence à partir du septième jour. Si l'on interrompt la cure, on a brassé sa boue, sa vase, mais on n'a rien éliminé et l'entreprise n'a pas servi à grand-chose. À partir du septième jour, on commence à se sentir très bien et la plupart des gens disent qu'ils continueraient volontiers une semaine ou dix jours de plus. Je peux vous parler d'expérience, je la fais chaque année depuis quinze ans, et plus ça va, moins je m'arrête. Pourtant, j'adore manger ! » Ensuite, à l'issue d'une désintoxication aussi profonde, il serait désastreux de se jeter du jour au lendemain sur un steak-frites. Au pire, vous subiriez des réactions d'intolérance et au mieux, vous jetteriez bêtement aux orties les remarquables efforts que vous venez d'accomplir.

Comment gérer votre vie sociale ?

Pendant les premiers jours de la cure, surtout si c'est la première fois que vous la pratiquez et que vos réactions demeurent inconnues, c'est faire preuve de sagesse que de refuser les invitations à dîner. En revanche, une fois que quelques automnes successifs vous auront rompu aux épreuves du parcours, vous serez sans doute capable de préparer un coq au vin et un gratin dauphinois pour une bande de joyeux convives épatés par votre volonté, tout en grappillant votre chasselas de Moissac sans éprouver la moindre tentation, comme cela m'est arrivé à plus d'une occasion !

Prévenez votre entourage proche et essayez d'embarquer la personne qui partage votre vie dans l'aventure. Si elle résiste, demandez-lui de respecter votre décision. Mais attendez-vous aux quolibets et aux tentatives lâches de vous détourner de votre chemin. Des arguments ? Vous en avez à la pelle dans ces pages...

Quant à vos enfants, préparez-leur des repas normaux car la cure n'est pas nécessaire ni recommandée avant l'âge adulte. Mais profitez de l'occasion pour leur proposer une alimentation plus saine, plus naturelle, qui vous évitera d'officier longuement aux fourneaux. Pour leur plus grand bien, servez-leur chaque jour du raisin, mais aussi d'autres fruits, des crudités, des pâtes et du poisson ou de la viande simplement grillés ou rôtis.

Si vous travaillez, emportez chaque jour au bureau

les deux kilos de raisin dont vous aurez besoin pendant la journée. Faites une pause-raisin toutes les deux heures. À l'heure du déjeuner, au lieu d'avaler un croque-monsieur au bistrot du coin, vous irez vous promener au parc voisin ou sur les bords de la rivière, tout en égrenant une grappe de muscat. Pourquoi ne pas profiter de ce temps libéré pour faire du sport ou lire le bouquin qui attend depuis des semaines que vous le dévoriez ?

Peut-on mener une vie normale, étudier, faire du sport ?

OUI. Aucun problème, bien au contraire, car, très vite, votre énergie va être décuplée. Deux à trois kilos de raisin par jour fournissent entre 1 500 et 2 100 calories quotidiennes. C'est à peu près votre ration calorique habituelle. Vous n'allez donc pas souffrir de la faim ni vous trouver en déficit énergétique comme lorsqu'on suit un régime hypocalorique. Et cependant, miracle de la cure de raisin, vous allez mincir et vous alléger. Quant aux sportifs, ils peuvent parfaitement continuer à s'entraîner et ils auront probablement moins de courbatures que d'habitude. J'en ai personnellement fait l'expérience, à ma grande surprise, comme je vous l'ai raconté. Pour nourrir un effort physique inhabituel, augmentez votre ration de fruits de la treille et, si c'est plus pratique pour vous, ayez recours aux raisins secs et buvez. Mais quelles que soient vos activités, deux précautions sont à prendre : du raisin à portée de la main et des toilettes à proximité : vos reins vont fonctionner comme jamais !

Quels raisins peut-on manger ?

Tous ceux que vous trouverez. Quelles que soient les variétés que vous dénicherez, l'important consiste à varier les plaisirs. N'oubliez pas que le raisin noir est le plus riche en polyphénols, qu'il doit représenter au moins 50 % de votre consommation et que vous devez bien mastiquer sa peau. Il est toutefois préférable de ne pas mélanger plusieurs variétés de fruits au cours d'une même prise et de choisir les productions locales de saison.

Nous l'avons dit, il est mieux de choisir du raisin de culture biologique. Mais ne vous obsédez pas sur ce point si cela vous complique trop la vie. Si vous devez traverser la ville pour dénicher quelques grappes nature, achetez le raisin que vous aimez à deux pas de chez vous et lavez-le deux fois avant de le manger.

Peut-on boire du vin ?

NON. Même si le vin est extrait du raisin, même si le vin rouge est plus concentré en polyphénols que le fruit à partir duquel il est fabriqué, il contient de l'alcool, dont l'élimination exige un travail du foie.

Or, c'est en priorité le foie qu'il faut épargner au moment où la cure de raisin va le drainer, afin de lui permettre de se désintoxiquer et de se régénérer.

Peut-on boire du jus de raisin ?

NON. Sauf, éventuellement, pour nourrir une dépense physique importante car il contient pas mal de sucre. Parce qu'il est extrait de la seule pulpe du fruit, sans malaxer les peaux ni les pépins, le jus de raisin apporte très peu de polyphénols, beaucoup moins que le vin. À la limite, pour s'offrir exceptionnellement l'illusion d'un apéro, mieux vaut un verre de vin désalcoolisé !

Peut-on continuer à prendre des médicaments ?

OUI, si vous avez une maladie sérieuse, auquel cas il faut demander l'avis de votre médecin sur l'opportunité de la cure. En cas d'hypertension, vous constaterez probablement que vous pourrez diminuer les doses de médicaments grâce à la cure de raisin.

Rien ne s'oppose à ce que vous preniez la pilule contraceptive ou un traitement hormonal substitutif de la ménopause.

Si vous avez le nez qui coule, des maux de tête ou si vous êtes constipé, inutile de vous jeter sur des produits chimiques. Laissez ces petits désagréments, liés au processus de désintoxication, disparaître tout seuls avec la cure.

Peut-on prendre des compléments alimentaires ?

INUTILE, dans la mesure où la cure vous apporte toutes les vitamines et les minéraux dont vous avez besoin. Lorsque vous aurez repris une alimentation normale, des cures régulières de compléments prolongeront et renforceront les effets de la cure uvale, mais pour l'instant, laissez-la opérer ses miracles.

Comment se préparer psychologiquement ?

Comme à un événement important, extraordinaire, rare et unique qui va vous apporter un plaisir incomparable. Si vous la vivez dans un esprit d'aventure et de découverte, la cure de raisin n'a rien de frustrant, bien au contraire. Pour relever le défi, prenez modèle sur ceux qui ont fait du jeu leur chemin de vie : préparez-vous, motivez-vous et comportez-vous comme un champion.

Évaluez votre adversaire

Votre adversaire, c'est vous-même. Rassemblez vos forces et détournez vos faiblesses. Attendez-vous à affronter la gourmandise, la lassitude et les tentations de vos amis. À chaque attaque, préparez une parade astucieuse.

Le désir de manger autre chose ? Pendant ces quelques jours exceptionnels où vous expérimenterez des satisfactions plus simples, les tartines de camembert, les sardines grillées, les pizzas napolitaines ou la daube aux petits lardons que vous aimez tant ne quitteront pas la planète et les bons restaurants ne déposeront pas le bilan. Vous les retrouverez bien plus savoureux dans trois petites semaines lorsque vous les redécouvrirez avec un palais rénové.

Les amis ? Ils vous envieront et vous admireront en voyant votre énergie rayonner. Plutôt que de vous épuiser à tenter vainement de les convaincre, détournez la conversation vers des sujets à mille lieues de la cure de raisin.

Parfois, vous aurez peut-être besoin de vous flanquer un coup de pied au derrière pour continuer à égrener vos grains de vie. Comme dit le champion de moto Cyril Neveu, plusieurs fois vainqueur du Paris-Dakar : « Quand on veut être au top niveau, il faut se violer ! Mais très vite, on est si content de l'avoir fait... »

Trouvez un ou plusieurs compagnons de route

C'est tellement plus facile et plus rigolo de vivre une expérience en groupe. Un but au football est marqué grâce à une succession de plusieurs passes. Si un ras-le-bol vous incite à flancher, un coup de fil au complice qui lui aussi, à son bureau, égrène ses fruits, vous redonnera du courage. Il suffira d'échanger vos impressions, de comparer les mérites du chasselas et de l'italia ou de lui indiquer ce petit épicier qui vend un raisin bio absolument fabuleux pour relancer l'envie de mener votre entreprise à bien.

Offrez-vous des compensations

La première grappe du matin est un vrai délice. À partir de 17 heures, cela devient plus dur. C'est alors qu'il faut s'accrocher. Prévoyez des occupations fascinantes qui occupent l'esprit. Allez au club de gym ou au cinéma, visitez une exposition, mettez-vous à la peinture, écrivez à vos amis, surfez sur le Net ou apprenez à vous servir d'un logiciel de dessin.

Fixez-vous des objectifs à court terme et savourez chacun lorsqu'il est atteint. Une soirée libre sans avoir à faire la cuisine ? Une nouvelle coupe de cheveux vous changera la tête. Une taille en moins autour des hanches ? Offrez-vous la petite robe dont vous rêvez. Le soir venu, félicitez-vous pour cette journée bien gagnée et profitez de votre nuit de repos pour vous réveiller le lendemain matin avec une motivation en béton.

Ne vous laissez pas abattre par une erreur

Vous avez craqué pour une tartine de fromage de chèvre ? Il aurait mieux valu éviter de flancher mais n'abandonnez pas pour autant. Un champion est toujours modeste et lucide. Acceptez de ne pas être le meilleur et sachez qu'on s'en remet dès qu'on ne s'autorise pas deux faiblesses à la suite. Pour compenser, vous prolongerez votre cure d'un jour ou deux. Replongez aussitôt en vue de la réussite, avec une énergie décuplée.

Anticipez la victoire

Gardez le regard fixé sur la zone à atteindre. Tout de suite, ce soir, demain, dans dix jours et cet hiver. Sur les lauriers de la victoire. C'est la confiance en soi qui fait gagner. Confiance obtenue à force de patience et de volonté. Pour un sportif de haut niveau, la disposition psychique fait la différence. La victoire appartient a celui qui possède le meilleur moral, qui ne perd jamais sa concentration, ne se laisse démonter par aucun événement. Imperméable à la goutte de pluie, insensible aux mimiques de l'adversaire, indifférent aux erreurs d'arbitrage, il construit pas à pas son parcours, confiant dans ses propres forces. Agir sur tous les fronts, amasser un maximum d'atouts, laisser un minimum de chances au hasard, ce cheminement donne sa valeur au plaisir de la victoire. En fait une profonde joie.

Ce sentiment de victoire que vous allez vivre pleinement lorsque vous aurez parcouru le circuit de la cure se traduira par une grande force. Et maintenant, en route !

Votre cure en trois étapes

PREMIÈRE ÉTAPE
PRÉPARATION

- Six jours.
- Chaque jour, supprimez une catégorie d'aliments.
- Prenez trois repas par jour.
- Mangez à votre faim.
- Vous pouvez boire du vin et du café.
- Chaque jour, buvez un litre de tisane de drainage.
- Chaque matin, cinq minutes d'exercice pour vous dérouiller.
- 2 ou 3 fois dans la semaine, faites une séance de gym ou de sport.
- Faites un sauna ou un hammam avec un gommage.
- Consultez un ostéopathe, qui remettra votre corps en harmonie.
- Vous commencez à dégonfler.

Votre cure en trois étapes

DEUXIÈME ÉTAPE
CURE STRICTE

- Dix jours.
- Ne mangez que du raisin.
- Toutes les deux heures.
- Ne buvez plus de tisane.
- Ne buvez plus, excepté un verre d'eau au réveil.
- Arrêtez de fumer, si vous le voulez.
- Continuez un bon rythme d'exercice.
- Deux fois, sauna, hammam et gommage.
- Rendez visite à votre ostéopathe.
- Vous perdez rondeurs et kilos. Vous avez la pêche !

Votre cure en trois étapes

TROISIÈME ÉTAPE
RÉADAPTATION

- Huit jours.
- Chaque jour, réintroduisez une catégorie d'aliments.
- Redécouvrez le plaisir de bien manger.
- Continuez vos exercices.
- Le sauna, le hammam et le gommage, vous adorez !
- Vous ne fumez plus.
- Encore une séance d'ostéopathie.
- Vous êtes mince.
- Votre teint est lumineux.
- Vos cheveux sont vigoureux : allez chez le coiffeur !
- Tout est parfait pour l'hiver...

Première étape : une semaine de décroissance prudente

Ça y est ? Vous avez envie de vous embarquer dans ce voyage au pays de la pureté ? Votre détermination de le parcourir jusqu'au dernier grain vous semble inflexible ? Vous savez que vous allez découvrir une foule de plaisirs et d'états d'âme surprenants ? Votre entourage vous observe d'un œil curieux autant que bienveillant ? Alors allons-y !

Chaque jour de cette semaine à venir, vous allez supprimer une catégorie d'aliments, puis une autre et une autre jusqu'à ce qu'il ne reste que du raisin sur votre table. Vous boirez tous les jours un litre d'une tisane de drainage. Cette première phase amorce la cure en douceur, sans stress, et permet d'attaquer la traversée en raisin solitaire avec un organisme déjà épuré. Elle vous aidera à éliminer et à maigrir plus vite. Si vous la respectez bien, il est probable que vous échapperez aux effets désagréables des premiers jours de raisin comme la gonflette, les maux de tête ou la mauvaise haleine. Pendant cette semaine, rien ne vous empêche de vous asseoir à la table familiale ni de partager un repas avec des copains. La plupart des restaurants et des cantines proposent des pâtes, des salades et des légumes que vous choisirez en toute liberté.

Jour un : supprimez la viande et les volailles

Mais mangez normalement du poisson, des œufs, des produits céréaliers, des légumes secs, des légumes et des fruits. Vous les préparez à votre convenance et vous pouvez parfaitement boire du vin et du café. Pour inciter votre peau à bien éliminer, allez au sauna ou au hammam et faites un gommage du visage et du corps.

Jour deux : supprimez le poisson et les fruits de mer

Vous pouvez consommer des lentilles et des haricots, des pâtes et du riz, du pain, du fromage, des yaourts, des œufs, des légumes, des salades et des fruits. Le café reste permis, deux verres de vin aussi.

Jour trois : supprimez les œufs et les laitages

Régalez-vous de lentilles aux petits oignons et au persil, de tagliatelles à la tomate et au basilic ou d'un risotto aux champignons. Mangez des fruits et buvez des jus fraîchement pressés. Offrez-vous un ou deux verres de vin rouge si cela vous fait plaisir.

Jour quatre : supprimez les légumes secs

Au petit déjeuner, avalez un jus d'orange ou de pamplemousse et une tartine de pain bio complet à la confiture. Aux repas, une grande salade de crudités à l'huile d'olive et au vinaigre balsamique ainsi que des légumes du jardin à la vapeur relevés aux herbes aromatiques. Un verre de vin et un café suffiront. Vous avez déjà bien dégonflé et peut-être même perdu un kilo, n'est-ce-pas ?

Jour cinq : supprimez les céréales

Finis le pain, les pâtes et le riz. Offrez-vous une grande assiette de crudités, une ratatouille et une salade de fruits. Croquez des fruits ou buvez des jus si vous avez un petit creux pendant la journée. Un café si vous le souhaitez et pourquoi pas une coupe de champagne, histoire de fêter ce dernier jour où vous pouvez vous le permettre ? Ne vous sentez-vous pas déjà tout allégé de la tête aux pieds ?

Jour six : supprimez tous les légumes, l'huile, le café et le vin

C'est la grande journée tous fruits. Aujourd'hui, pas de café ni de vin. Tout au long de la journée, mangez autant de fruits que vous le désirez, sous toutes leurs formes, cuits, crus ou secs, en jus, en salade, ou en compote. Donnez-vous-en à cœur joie, sans compter mais en évitant de vous gaver. Demain matin, vous avalerez le premier grain d'un chapelet fructueux qui en comptera un millier au moins...

Jour cinq ou six : allez voir votre ostéopathe

Il va réaligner vos articulations et régler votre organisme au petit poil pour attaquer la cure stricte.

LA TISANE DE DRAINAGE

Pour amorcer l'élimination et préparer vos organes au drainage intensif, il est important de commencer à les drainer dès le départ. Pendant les six jours de préparation, vous allez boire chaque jour un litre de cette tisane.

Commencez par une tasse le matin à jeun, buvez-en une autre tasse en milieu de matinée puis une demi-heure avant le déjeuner, dans l'après-midi, une demi-heure avant le dîner et enfin la dernière au coucher.

Chiendent (racine)	*Bouleau (feuille)*
Bardane (racine)	*Fraisier (feuille)*
Fumeterre (plante)	*Citron (écorce)*
Artichaut (feuille)	*Menthe (feuille)*

Le *chiendent* et la *bardane* : draineurs majeurs du foie, de la vésicule et des reins. La bardane purifie la peau. Le *fumeterre,* draineur du pancréas, améliore l'assimilation des glucides. L'*artichaut* stimule la sécrétion de la bile. Le *bouleau* est diurétique et anti-inflammatoire. Le *fraisier*, diurétique, soulage les rhumatismes. Le *citron*, tonique, stimule l'immunité et active l'élimination des graisses. La *menthe* est diurétique, digestive et anti-infectieuse.

Achetez des plantes sèches en vrac, de préférence bio, à la pharmacie ou chez un herboriste. Si le commerçant ne peut pas vous préparer le mélange, mélangez vous-même toutes les plantes à parts égales et gardez-les dans un sac en papier à l'abri de la lumière.

Chaque jour, comptez 3 cuillerées à soupe du mélange, placez-les dans une grande théière et versez par-dessus un litre d'eau de source, minérale ou filtrée. Pour conserver ses vertus minérales, l'eau doit être frémissante sans avoir bouilli. Laissez infuser quinze minutes. Filtrez et versez dans la théière ou un thermos qu'il sera pratique d'emmener sur votre lieu de travail. Vous pouvez boire la tisane chaude ou froide à votre convenance. Cette tisane est assez amère. Si vous ne supportez pas son goût, ajoutez une cuillerée de miel.

Deuxième étape : dix jours de raisin

Désormais, pendant les dix jours à venir, vous n'allez manger que du raisin, tout au long de la journée. Rien de plus simple, de plus agréable ni de plus sain, à condition de suivre quelques principes essentiels. Je vous conseille maintenant de vous tenir à l'écart des grandes bouffes. Rester pendant des heures à une table de fête vous demanderait un stoïcisme exemplaire qui vous obligerait à vous lancer dans de longues explications pas toujours bien comprises.

Prévoyez deux ou trois kilos de raisin par jour et par personne

Les premiers jours, vous serez surpris des quantités qu'on est capable d'ingurgiter quand on grappille à longueur de journée. Si votre appétit est plus important, augmentez la dose sans chercher à vous restreindre.

Mangez au moins un kilo de raisin noir par jour

Il est dix fois plus riche que le blanc en polyphénols, ces antirouilles de nos cellules. Si vous ne voulez que du noir, aucun problème, à part le risque de vous en lasser.

Lavez le raisin juste avant de le déguster

Pour bien le dépoussiérer, rincez-le à grande eau sous le robinet ou en le trempant par deux fois dans un grand saladier, même s'il est issu de l'agriculture biologique. Afin qu'ils restent toniques, détachez les grains de la grappe au moment de les manger.

Commencez à manger du raisin au petit déjeuner

Au saut du lit, buvez un grand verre d'eau pour vous réhydrater après la nuit et attendez une vingtaine de minutes avant de déguster vos premiers grains.

Croquez du raisin toutes les deux heures afin de ne jamais vous trouver en état d'hypoglycémie

Parce qu'il se compose essentiellement de sucre et d'eau, le raisin, lorsqu'il est consommé seul, à l'exclusion de tout autre aliment, quitte très vite l'estomac. Il est digéré en un clin d'œil et son sucre passe rapidement dans le sang. Mangez-en une grappe et recommencez dès que vous sentez monter la faim. Oubliez votre rythme habituel de trois repas par jour, qui vous conduiraient à trop en ingurgiter d'un coup.

Consommez le raisin par petites quantités en prenant votre temps

Quelques grains à la fois, au maximum une grappe afin de ne pas surcharger votre estomac. Si vous avalez trop de raisin trop vite, vous risquez de ressentir une douleur au niveau du plexus solaire. C'est votre estomac trop plein qui appuie sur le diaphragme. Pas de panique ! Allongez-vous par terre ou sur un canapé et attendez quelques instants (en général cinq minutes suffisent) que les fruits commencent à quitter l'estomac.

Mâchez consciencieusement la peau et les pépins

C'est dans ces deux parties que se trouvent la plupart des polyphénols qui vont protéger vos cellules contre le vieillissement et la pollution, et les préparer aux agressions de l'hiver. Une fois que vous les aurez bien écrasés et mastiqués, avalez le tout. Si les pépins vous paraissent trop amers, faites l'effort de les mâcher une fois sur deux, vous y trouverez bientôt du plaisir. Ce serait dommage de recracher le plus bénéfique !

Une sorte de raisin à la fois

S'il est préférable d'éviter de mélanger plusieurs variétés de raisin au même moment, en revanche, je vous recommande de goûter toutes celles que vous rencontrerez pendant ces dix jours. Variez les plaisirs du matin au soir et d'un jour à l'autre. Repérez les bons fournisseurs et indiquez leurs adresses à vos amis.

Ne mangez rien d'autre, pas même des raisins secs

C'est probablement le point le plus essentiel de la cure. Tout apport d'un autre aliment annulerait les effets éliminateurs et amincissants du raisin lorsqu'il est consommé seul. En se combinant à d'autres aliments, son sucre et ses calories risqueraient au contraire de vous alourdir et de vous faire grossir.

Inutile de boire

Le raisin est gorgé d'eau. Trois kilos vous apporteront les deux litres d'eau que votre organisme réclame chaque jour. Si toutefois vous avez soif, buvez de l'eau une demi-heure avant ou après avoir mangé du raisin car, avalée au même moment, elle risquerait de dilater votre estomac et de retarder l'évacuation gastrique. Si vous en avez vraiment envie, vous pouvez boire du jus de raisin, mais ne comptez pas sur ce nectar pour vous faire du bien. En effet, nous l'avons vu, les polyphénols se cachent dans la peau et les pépins, dont le jus est dépourvu. Évitez le café, dont la forte teneur en caféine perturberait les mécanismes éliminateurs de la cure. Au cas où vous auriez besoin d'un petit coup de fouet, vous pouvez boire une tasse de thé, qui est, avec le raisin, la plante la plus riche en polyphénols antioxydants.

Arrêtez la tisane de drainage

Vous n'en avez plus besoin, le raisin va drainer puissamment tous vos organes et même votre peau.

Deux fois pendant la cure stricte, un gommage

Pensez à faire votre gommage du visage et du corps, à une semaine d'intervalle au début et à la fin de la cure stricte, ce qui va améliorer le drainage cutané.

Entre le septième et le dizième jour de la cure stricte, allez voir votre ostéopathe

Cette deuxième séance va optimiser et stabiliser les effets de la cure.

Seizième jour depuis le coup d'envoi, dixième et dernier jour de la cure stricte

La grande traversée en solitaire se termine. Demain, vous allez recommencer à manger des fruits. Vous n'êtes pas saturé ? Vous vous sentez capable de pousser le bouchon encore quelques jours ? Vous en avez envie ? Pas de problème. Continuez si cela vous chante pendant quatre ou cinq jours au maximum. Mais alors, au bout de quinze jours de monodiète, il faudra marquer le stop et progresser vers une alimentation normale. Une cure fonctionne précisément parce que c'est une cure, une période exceptionnelle à vivre une fois l'an. Sinon, cette mesure de santé deviendrait une routine sans effet ou, pire, un trouble du comportement.

Troisième étape : une semaine de réalimentation progressive

Une semaine au moins est nécessaire pour retrouver une alimentation variée et le rythme habituel et diététiquement correct de trois repas par jour. Tout comme vous avez éliminé une par une chaque catégorie d'aliments, vous allez les réintroduire progressivement dans le même ordre. Vous continuerez à croquer un peu de raisin en dehors des repas. Si vous voulez consacrer deux jours à chaque étape de réintroduction, ce sera mieux encore : plus votre réalimentation sera progressive, meilleures seront vos chances de ne pas reprendre les kilos que vous venez d'éliminer à grande vitesse.

Cette semaine, vous allez vivre une série de plaisirs extraordinaires : découvrir la saveur de chaque aliment sur des papilles réinitialisées, comme si vous étiez un bébé, à la différence que vous bénéficiez de la pleine conscience d'un adulte, une conscience épurée et affûtée par l'aventure exploratrice que vous venez de vivre.

Jour un : introduisez des fruits

Le matin, commencez par du raisin, sans rien d'autre. Puis, tout au long de la journée, mangez d'autres fruits, une sorte à la fois, sans les mélanger. Grappillez encore du raisin deux ou trois fois dans la journée.

Jour deux : mélangez les fruits

Démarrez à nouveau votre journée par du raisin, exclusivement. Aujourd'hui vous allez déguster des fruits sous toutes leurs formes, cuits, crus ou secs, en jus, en salade ou en compote. Aux moments où vous le désirez. Entre ces repas de fruits, n'oubliez pas de picorer quelques raisins.

Jour trois : introduisez les légumes, l'huile et les crudités

Petit déjeuner de raisin, sans café. Au milieu de la matinée, croquez un fruit ou buvez un jus frais. À midi, offrez-vous une assiette de haricots verts frais, cuits à la vapeur *al dente* et arrosés d'un filet d'huile d'olive. Aviez-vous jamais imaginé éprouver un tel plaisir à savourer un légume aussi simplement préparé ? Comme il croque sous la dent ! Analysez son goût légèrement sucré, un peu amer aussi avec son odeur d'herbe sauvage et la douceur à peine brûlante de l'huile d'olive. Dans l'après-midi, craquez pour quelques grains de raisin et le soir, pourquoi pas une bonne soupe de légumes frais ou une grande assiette de crudités avec des herbes aromatiques ?

Jour quatre : bonjour le pain et les céréales !

Au petit déjeuner, avalez un jus de fruits frais et une tartine de pain bio complet à la confiture avec, si le cœur vous en dit, une tasse de café ou de thé. Je vous laisse le plaisir de découvrir seul vos émotions... À midi, dégustez une salade végétarienne à l'huile d'olive ou des légumes du jardin à la vapeur aromatisés aux herbes et aux épices. Au goûter, n'oubliez pas votre grappe de chasselas. Le soir, cuisinez des pâtes fraîches *al pesto* ou au coulis de tomates et donnez-m'en des nouvelles ! Est-ce le moment de faire votre gommage ?

Jour cinq : salut les lentilles !

Aujourd'hui, à l'un des deux principaux repas, essayez un plat de lentilles ou de haricots cuisinés sans viande ou bien un couscous végétarien. À l'autre repas, contentez-vous de légumes et de crudités avec de l'huile d'olive et du pain complet et n'oubliez pas vos fruits pour combler les petits creux.

Jour six : bienvenue au fromage !

Voici l'extase suprême : un camembert fait à point ou un véritable roquefort sur une tranche de pain complet aux noix ou aux raisins secs, arrosé d'un verre de saint-émilion, qui est l'un des vins le plus riches en polyphénols. À mourir de plaisir ! Pour le reste, tout ce que vous voulez, excepté la viande, le poisson et les œufs, que vous redécouvrirez demain.

Jour sept : un œuf tout neuf !

À la coque, bien sûr, avec des mouillettes de baguette de campagne et une lichette de beurre à la fleur de sel de Guérande. Et puis de bonnes petites carottes rissolées, une fine purée d'épinards ou des poivrons et des tomates farcis au riz et aux raisins secs, comme en Grèce.

Jour huit : vive le poisson et les fruits de mer !

Vous rêvez d'huîtres ? Le moment est venu de vous en offrir une douzaine, toutes fraîches avec un filet de citron ou de vinaigre. À moins que vous ne préfériez une sole ou des ailes de raie aux raisins, une daurade arrosée d'une sauce au citron et à l'huile d'olive, ou bien des blinis au saumon fumé avec un petit sancerre bien frais ou une coupe de champagne. C'est la fête ! Et c'est si facile de garder la mesure quand on ressent un tel plaisir à la première bouchée ! Sans oublier quelques grains de chasselas de Moissac, juste pour ne pas en perdre le goût...

Jour neuf : tout est permis !

Aujourd'hui, pour clôturer votre aventure en haute gastronomie, je vous suggère une tranche de foie gras frais aux raisins, comme on le prépare dans le Bordelais. Avec un verre de bon vin rouge, comme il se doit.

Un gommage de la tête aux pieds au sauna ou au hammam

Histoire de terminer votre cure en douceur et en beauté.

Jour huit ou neuf : rendez-vous chez l'ostéopathe !

À la fin de ce parcours, une visite chez l'ostéopathe va fignoler les détails de votre remise en forme. Attendez-vous à ce que votre thérapeute constate une amélioration extraordinaire de votre état général.

À quels effets vous attendre ?

• Pendant les jours où vous ne mangez que de raisin ou des fruits, vous éliminerez à longueur de journée. Vous aurez souvent envie d'uriner ou de vider vos intestins. C'est normal et parfaitement sain dans la mesure où la peau et les pépins du raisin contiennent une grande quantité de fibres et que sa pulpe recèle beaucoup d'eau. Prévoyez simplement d'aller souvent faire un tour aux toilettes.

• Certaines personnes ont parfois une réaction inverse de constipation. Ne vous inquiétez pas et ne prenez pas de laxatif. Peut-être ne mangez-vous pas suffisamment de raisin ? Buvez de l'eau (entre les prises de raisin) et faites preuve de patience car cet effet n'est jamais durable.

• Il arrive que le ventre soit ballonné, avec des gaz. Ce phénomène, qui est après tout bien normal lorsqu'on avale autant de fruits, ne doit pas vous inquiéter. Il ne dure guère.

• Les trois premiers jours, il se peut que vous gonfliez car le sucre fixe l'eau dans les tissus. Pas de panique. Dès que les mécanismes de drainage se déclencheront, vous éliminerez tout en accéléré. Mais si vous avez consciencieusement respecté la première semaine de préparation ou si votre organisme n'est pas trop encombré au départ, vous échapperez sans doute à la gonflette.

• Maux de tête, démangeaisons, boutons, haleine et langue chargées, fatigue et parfois insomnie sont des réactions normales d'adaptation et d'élimination pendant les premiers jours de la cure. Chez des personnes particulièrement fragiles ou intoxiquées, elles peuvent se traduire par un rhume, un accès de fièvre ou une crise d'hémorroïdes. Ces phénomènes indiquent que les toxines sont mobilisées et circulent dans le sang pour être drainées et rejetées. Ils sont toujours passagers et ne demandent aucun traitement. De plus, ces désagréments sont assez rares. Selon l'enquête de Terre vivante, les réactions les plus fréquentes (constipation et langue chargée) n'ont été mentionnées que par 4 % des curistes et les autres par moins de 1 %.

• Le quatrième jour, vous perdez du poids et du volume... si vous en avez besoin.

• Cinquième jour : vous en avez assez. Le raisin vous écœure. Offrez-vous un petit plaisir encourageant ou une distraction qui vous changera les idées. Courez à la salle de sport.

• Septième jour : vos idées sont plus claires que jamais. Vous débordez d'énergie. Vous avez besoin de moins de sommeil. Profitez-en pour rattraper votre retard de lecture, de courrier, de comptabilité ou de ménage !

• Dixième jour : entre 3 et 6 kilos de moins si vous aviez des rondeurs superflues. Vous enfilez sans peine votre jupe la plus étroite. Mais les minces ont conservé leur poids de forme et les maigres ont peut être grossi ! Vous mourez d'envie de gambader. Votre teint n'aura jamais été si lumineux, votre œil si brillant, vos cheveux si vigoureux. Vous avez dix ans de moins !

Les six écueils à éviter

- N'entrez pas trop vite dans la cure stricte : vous risqueriez de gonfler ou même de grossir.
- N'arrêtez pas la cure stricte avant dix jours : vous n'auriez pas le temps d'éliminer.
- N'imaginez pas qu'un petit morceau de fromage n'a pas d'importance : vous casseriez votre rythme et il faudrait prolonger la cure.
- Une fois ça va, deux fois bonjour les dégâts ! Ne craquez par plusieurs fois de suite, cela signerait la fin de la cure.
- Ne reprenez pas trop rapidement une alimentation normale : vous risqueriez de regagner à la même allure les kilos perdus.
- Ne retrouvez pas vos mauvaises habitudes : vous annuleriez trop vite les bienfaits de la cure.

Et l'an prochain ?

La première année, c'est parfois un peu dur. La deuxième, tout est plus facile. Et au troisième automne, on est rodé. « Je n'ai plus besoin de prescrire la cure de raisin à mes patients, dit le Dr Duraffourd, ils la font d'eux-mêmes... » Rendez-vous l'an prochain pour une nouvelle aventure au pays du raisin...

CHAPITRE 8

Autour de la cure : les actions qui vont multiplier vos bénéfices

Il ne suffit pas que le médecin fasse le nécessaire. Le patient et les auxiliaires de santé doivent aussi apporter leur contribution et les circonstances doivent être favorables.

HIPPOCRATE, *Aphorismes*

Pendant la cure, votre organisme va aussi rejeter ses toxines par la peau, qui est le plus grand organe d'élimination. Tout ce qui contribue à cette élimination va renforcer ses effets : gommage, sauna, hammam. L'exercice va vous permettre de transpirer et de redessiner votre silhouette. Une séance d'ostéopathie réalignera vos articulations et dynamisera la circulation de vos liquides corporels. En même temps, profitez de ces trois semaines qui vous appartiennent pour vous bichonner et vous offrir des plaisirs inhabituels. Ces moments privilégiés vous aideront à surmonter les moments difficiles, vous éviteront de craquer et encourageront votre détermination.

La gym et le sport pour sculpter votre silhouette

Les nutritionnistes classiques assurent que les régimes sans protéines font perdre davantage de muscles que de graisses. Personnellement, j'émets des réserves quant à cette théorie. À preuve, certains sportifs dont le végétarisme n'empêche pas de courir le Tour de France ou un marathon. Mais c'est vrai, tout amaigrissement rapide risque d'entraîner une fonte musculaire. Le meilleur moyen de l'éviter consiste à s'exercer physiquement. D'autant que les bienfaits du sport pour la santé globale n'ont plus besoin d'être démontrés.

Dépensez 2 000 calories par semaine au cours d'une activité physique, et vous allongez de 29 % votre espérance de vie. Montez la facture à 3 500 calories hebdomadaires, vous diminuez de moitié vos risques de mourir avant l'âge. Mettez-vous au sport à quatre-vingts ans, vous prolongez de deux ans la durée de votre vie. Ces chiffres sont les résultats d'une enquête menée auprès de 1 700 anciens étudiants de l'université de Harvard, aux États-Unis.

Pratiqué régulièrement et sans excès, le sport protège le cœur et les artères, normalise la tension artérielle, renforce les os, prévient l'ostéoporose, s'oppose au diabète et ralentit le vieillissement. Il fait éliminer les mauvais kilos et transforme la graisse en muscles. Sans compter que ce dopant du moral est le meilleur remède contre le stress, l'anxiété, l'insomnie, la déprime et le découragement.

Pour profiter des effets éliminateurs, protecteurs et constructeurs du sport, la bonne méthode consiste à alterner des exercices en endurance (marche rapide, course à pied, vélo, natation, danse, aérobic, ski de fond) avec des exercices en résistance qui favorisent un développement musculaire harmonieux, comme la musculation. Deux séances par semaine sont nécessaires. Si vous vivez en ville, l'inscription dans une salle de gym est un investissement toujours rentable. Vous y trouverez des cours et des équipements adaptés aux deux types d'activités. Mais rien ne vous empêche, bien au contraire, de jouer au golf, au tennis, au basket ou au foot. Cependant, des exercices de musculation, d'assouplissement et d'entraînement cardio-vasculaire restent toujours nécessaires, avant, après et entre les épreuves sportives.

Chez vous, consacrez un petit quart d'heure chaque matin à réveiller votre énergie et à tonifier vos muscles. Devant la fenêtre ouverte, prenez de grandes inspirations abdominales en faisant des moulinets avec les bras tendus. Dix minutes de pompes, de flexions des jambes, d'abdos et d'exercices pour les fessiers. Si vous connaissez cet exercice de yoga qui sollicite chaque muscle et chaque articulation, faites le salut au soleil que les yogis nomment *surya namaskara*.

Terminez en vous étirant dans tous les sens. Vous voilà fin prêt pour attaquer la journée. Une plaisante habitude à mettre en place dès le début de la cure et à conserver ad vitam...

Le gommage pour purifier votre peau

En débarrassant la peau des cellules mortes qui l'étouffent, relançant ainsi les échanges cellulaires, le gommage va faciliter son travail d'élimination. C'est un soin jeunesse de base qu'on a trop souvent tendance à oublier. Il est encore plus important à la fin de l'été, pendant lequel la peau s'est constitué un bouclier contre les agressions du soleil, de la mer et de l'oxygène. Pour affiner votre grain de peau et, en un instant, redonner de l'éclat à votre teint, le gommage est obligatoire. Le premier jour de la préparation à la cure, puis une fois par semaine (deux fois si vous avez la peau grasse), appliquez un produit exfoliant (si possible à base de raisin) sur votre visage démaquillé, en couche épaisse. Frottez par petits cercles, en insistant sur le front, les ailes du nez et le menton, partie médiane du visage souvent « encrassée ». Puis rincez à l'eau fraîche.

Pour le corps, le meilleur accessoire est le gant de hammam que vous trouverez dans les magasins qui vendent des produits venus d'Afrique du Nord. Sinon, achetez un gant de crin, un loofah ou fabriquez un gant de toilette dans de la toile à tailleur. Pour éliminer la peau morte, il suffit de se frictionner vigoureusement après un bain chaud, un hammam ou un sauna qui l'auront ramollie. N'utilisez ni savon, ni huile, ni bain moussant. Le gant doit être humecté mais sans traces de gras ni de savon qui l'empêcheraient d'accrocher à la peau. Impressionnant de la voir partir en petits rouleaux noirs ! Ensuite, massez-vous avec un lait nourrissant, de l'huile d'olive ou... de l'huile de pépins de raisin. Comme pour le visage, étrillez-vous ainsi le premier jour de la préparation à la cure, puis une fois par semaine, jusqu'à la fin de la cure et au-delà...

Le sauna et le hammam pour larguer les toxines et le stress

En finnois, le mot *die sauna* se comprend comme « la suée ». Rituel national auquel chaque famille sacrifie au moins une fois par semaine. Toutes les cultures connaissent cette tradition hygiénique que les Peaux-Rouges respectent sous la tente à sudation et les Arabes dans les vapeurs du hammam. La chaleur détend les muscles et la transpiration accélère l'élimination des toxines, acide lactique, urée, sels minéraux usés, soulageant ainsi le travail du foie et des reins. Moins de courbatures, moins de fatigue, le sauna comme le hammam parachèvent les effets bénéfiques de la cure de raisin et de l'exercice. À condition de le pratiquer selon les règles de l'art, au maximum une fois par semaine.

L'effet du sauna repose sur l'alternance des phases de chaleur, de refroidissement et de repos. La chaleur du sauna est « sèche », avec un taux d'humidité au plus bas. La température idéale est de 80 °C, mais elle n'est jamais homogène. Le poêle réchauffe l'air qui s'élève vers le plafond tandis qu'au niveau du sol la température n'est que de 50 °C. Pour que les rayonnements infrarouges soient réfléchis par le bois des parois, il est nécessaire d'allumer le sauna une heure avant de l'utiliser. Lorsqu'il est « mûr », cette température optimale provoque une impression de chaleur légèrement piquante qui semble pénétrer le corps. Les premières gouttelettes de sueur apparaissent deux à trois minutes après l'entrée.

Dans le hammam, la chaleur est moins élevée, 50 °C environ, car elle est créée par la vapeur qui, au-delà de cette température, devient difficile à supporter. Cette chaleur humide et douce permet de rester plus longtemps dans le hammam que dans le sauna. La transpiration y est invisible car la vapeur humidifie constamment la peau.

Dans les deux endroits, vous aurez commencé par passer sous la douche, mesure importante qui vise trois effets : nettoyer la peau, se réchauffer et stimuler le système nerveux par une friction.

Asseyez-vous sur une serviette, sur la banquette dont la hauteur offre une température supportable, jambes repliées ou allongées, les pieds sur le même plan que les fesses. La serviette s'impose tant par mesure d'hygiène que pour protéger la peau du contact très chaud du bois du sauna. Car, bien évidemment, vous êtes nu comme un ver. Détendez-vous, faites le vide en silence. Dans un sauna, le premier passage ne dépasse pas quinze minutes. Au hammam, vous pouvez rester plus longtemps, entre une demi-heure et trois quarts d'heure.

Lorsque la sueur coule abondamment sur tout le corps, sortez et prenez une douche fraîche de deux minutes. Enfilez votre peignoir pour vous diriger vers la salle de repos où, allongé, votre organisme va normaliser ses fonctions. Dans un hammam traditionnel, vous migrez vers une salle moins chaude. Ce temps de repos est la condition sine qua non pour se sentir régénéré et non pas vidé. Au bout d'une dizaine de minutes, l'esprit calme et le corps relâché, vous êtes prêt à recommencer un cycle.

Cette fois, la réaction est plus rapide et la sucur apparaît très vite. Votre peau est prête pour un bon gommage. Vous le ferez vous-même avec lc gant spécial que vous aurez pensé à amener. Dans certains hammams, le service est assuré par une masseuse qui officie dans l'une des salles. Un plaisir inouï qu'il faut absolument s'offrir, d'autant qu'il est généralement peu onéreux. À la sortie, nouveau repos où un état de relaxation profonde vous conduira sans doute dans les bras de Morphée. Une heure au moins se sera écoulée et vous aurez évaporé un demi-litre à un litre de liquide.

Avant, entre les passages dans la cabine, dans le hammam et après la séance, un grand verre d'eau fraîche s'impose pour faciliter l'élimination et éviter la déshydratation. Ensuite, une belle grappe dorée sera tout indiquée.

Les premières séances ne déclenchent pas systématiquement la suée. Si votre peau est mal irriguée, les vaisseaux sanguins risquent de se congestionner et d'apparaître en marbrures. Il faut sortir. Une dizaine de séances seront nécessaires pour adapter votre organisme à réagir correctement. De sauna en sauna, vous verrez les gouttelettes de plus en plus nombreuses se former sur certaines zones puis sur tout votre corps.

La grande indication du sauna et du hammam sont les troubles articulaires : arthrose, arthrite, tendinite. L'alternance de température stimule les réactions immunitaires et peut court-circuiter un rhume ou une grippe, mais en cas de fièvre, il ne faut pas prendre un bain de chaleur. Les personnes qui souffrent d'angine de poitrine, d'hypertension ou de sténose aortique sont interdites de sauna. En revanche, en Allemagne, les cardiologues l'utilisent pour rééduquer le cœur après un infarctus. Mais si vous avez eu ce type de problème, ne vous y risquez pas sans l'avis de votre médecin.

L'institut de beauté pour vous faire bichonner

Pour lâcher complètement prise, rien n'est plus délassant que se faire prendre en charge. Au changement de saison, le soin en institut est inégalable. Pendant la cure de raisin, cela peut vous aider à surmonter un instant de lassitude et vous éviter de craquer. Gommage, nettoyage de peau en profondeur, soins de réhydratation, soins nourrissants, massage... Chaque semaine, une séance de soins maison, bain-gommage-masque, en prolongeront les bienfaits. Au quotidien, de simples gestes qui deviennent vite automatiques ouvrent une vie pleine de promesses.

Le coiffeur pour une tête légère

À mesure que vous progressez dans la cure, vous allez voir vos cheveux devenir plus brillants, plus vigoureux et pousser à toute allure. C'est le moment de vous offrir une jolie coupe qui va les dynamiser en éliminant les pointes brûlées par l'été.

L'ostéopathie pour vous remettre en place

Médecine manuelle, l'ostéopathie est principalement utilisée pour soulager les troubles de l'appareil locomoteur : douleurs articulaires, tendinites, séquelles de chocs. Mais, ce qui est moins connu, c'est que ces manipulations douces des tissus et des organes peuvent aussi agir sur des troubles fonctionnels dépendant d'une régulation générale, comme les problèmes digestifs, nerveux, les maux de tête ou les troubles des règles. Pendant la cure, une ou deux séances vont réaligner vos vertèbres et compléter et renforcer les effets régulateurs de cette remise à neuf.

Le mot ostéopathie est un terme impropre, une ostéopathie étant, par définition médicale, une maladie des os ou de l'appareil locomoteur. Historiquement, le courant ostéopathique existe, depuis le XIXe siècle, comme une originalité dans l'approche thérapeutique du patient, et non pas uniquement de l'appareil locomoteur. Au départ, c'est une pensée qui s'articule autour de trois affirmations : 1) le corps a la capacité de s'auto-réparer ; 2) les liquides circulants (sang, lymphe, liquide céphalo-rachidien etc.) sont les vecteurs de la maladie ; 3) c'est l'équilibre de toutes les fonctions physiologiques qui détermine l'état de santé. À l'origine, l'ostéopathie prétendait qu'avec des gestes techniques manuels sur le squelette et sur certains viscères accessibles à la palpation, on pouvait obtenir de tels résultats. Depuis, les connaissances médicales ont fait évoluer cette conception, en la niant par certains côtés et en la confortant par d'autres.

Quoi qu'il en soit, déjà la main qui touche, qui donne et qui prend, qui rassure, a un effet placebo indéniable, à une époque où tout le monde se plaint que le médecin ne touche plus assez. L'efficacité de l'ostéopathie, on la constate sur le terrain. Les examens prouvent qu'une articulation est en train de guérir, qu'une lombalgie, une arthrose est soulagée.

En ce qui concerne une articulation, les techniques vont de la mobilisation en respectant le jeu articulaire normal à la manipulation, qui est un peu plus agressive, on fait « craquer ». Ces techniques servent à libérer une fixation mécanique de l'articulation. Car une vertèbre n'est jamais « déplacée », comme certaines personnes le croient, mais elle peut être « fixée », ce qui est parfois – mais pas toujours – douloureux ou gêne le mouvement. En dehors des techniques strictement ostéo-articulaires, on utilise des techniques de fascias sur les tissus mous : étirements, palpations et technique cranio-sacrale. L'ostéopathie crânienne consiste à faire bouger, de manière subtile, les os du crâne – dont il est scientifiquement démontré que les sutures sont libres – et le sacrum, avec l'intention d'obtenir une réponse réflexe sur les grandes fonctions de régulation de l'organisme. Cette technique est efficace aussi sur les problèmes de dos. Des résultats cliniques sont là. Mais ce n'est qu'une facette de la technique ostéopathique qu'il faut utiliser en complément des autres.

Cela dit, l'ostéopathie ne fait pas de miracles, mais elle restitue à l'individu une meilleure capacité d'adaptation, et le traitement doit souvent être renouvelé au bout de quelques mois.

Non reconnue par le système médical français, l'ostéopathie n'est pas prise en charge par la Sécurité sociale, sauf pour les médecins ou les kinés ostéopathes qui se sont vu prescrire par votre médecin des séances de massage et de rééducation. Un médecin ostéopathe n'est pas forcément un bon ostéopathe, mais il offre la garantie de sa formation médicale. Le label reste l'expérience car l'élément incontournable, c'est la main. Pour bien traiter, il faut qu'un médecin pratique quotidiennement l'ostéopathie. Pour les non-médecins, vérifier les diplômes qui garantissent une bonne formation (se méfier des formations sur quelques stages de week-end) et se fier à une bonne réputation. Les associations et les syndicats donnent les listes des praticiens, mais ces listes ne garantissent pas le talent.

CHAPITRE 9

Arrêter de fumer pendant la cure : l'occasion idéale

Courbe-toi et tu demeureras droit
Vide-toi et tu demeureras plein.
LAO TSEU

Le tabac est une drogue, ses victimes paient cher pour le savoir. Arrêter de fumer, c'est se libérer d'une dépendance. Coupure dans le vif, opération douloureuse, parcours de longue haleine. 70 % de ceux qui tentent la rupture sans l'aide de produits ou d'un médecin replongent avant un an. Difficulté qui s'explique par la double dépendance que crée le tabac. Dépendance psychologique ou comportementale, l'habitude de griller une cigarette après le repas, au téléphone, pour se concentrer ou se détendre. Dépendance physique liée au fait que la dose de nicotine régulièrement injectée dans le sang est devenue nécessaire. C'est cette dernière dépendance qui échappe au contrôle de la volonté et qui doit être finement traitée.

Estimez votre dépendance

- Combien de cigarettes fumez-vous par jour ?
  – de 15 : 0 de 15 à 25 : 1 + de 25 : 2
- Taux de nicotine de vos cigarettes ?
  – de 0,8 mg : 0 de 0,8 à 1,5 mg : 1 + de 1,5 mg : 2
- Avalez-vous la fumée ?
  jamais : 0 parfois : 1 toujours : 2
- Fumez-vous plus le matin que l'après-midi ?
  oui : 1 non : 0
- À quel moment fumez-vous votre première cigarette ?
  dans la 1/2 h suivant le lever : 1 plus tard : 0
- Quelle cigarette trouvez-vous la meilleure ?
  la première : 1 une autre : 0
- Fumez-vous même si une grippe vous cloue au lit ?
  oui : 1 non : 0
- Trouvez-vous difficile de ne pas fumer dans les endroits interdits ?
  oui : 1 non : 0

Comptez vos points

- 0-3 : peu dépendant, vous pouvez arrêter facilement.
- 4-6 : dépendant, la cure va beaucoup vous aider sur le plan psychologique.
- + de 7 : fortement dépendant, tentez la cure car elle peut vous permettre de sortir de la dépendance et de réaliser un sevrage rapide. Ensuite, si vous sentez votre volonté fléchir, faites-vous aider...

Pourquoi la cure de raisin offre-t-elle l'occasion idéale d'arrêter de fumer ?

Grâce à la puissante désintoxication qu'elle réalise, la cure de raisin nettoie à toute allure le sang, le foie et les poumons de la nicotine circulante et accumulée. Comme un ramonage. En quelques jours, la dépendance physique est déjà fortement entamée et, à la fin de la cure, elle aura complètement disparu. Votre organisme n'aura plus physiquement besoin de nicotine. Ce qui représente un avantage extraordinaire par rapport à toutes les autres méthodes d'arrêt tabagique, pendant lesquelles la désintoxication chimique est très lente et exige souvent le recours à des leurres ou à des substituts comme les patches et les gommes à mâcher.

Par ailleurs, pendant la cure, arrêter de fumer devient incroyablement facile. Naturel. On n'en a même plus envie. Quand on s'est décidé à procéder à un grand nettoyage de la tête aux pieds pour remettre les pendules à l'heure, on réfléchit à deux fois avant de s'intoxiquer. Lorsqu'on ne mange ni viande, ni fromage, ni sucreries, qu'on ne boit ni vin, ni whisky, ni cognac, ni café, on a déjà beaucoup moins de raisons de fumer. Tous les atouts sont réunis pour éloigner la cigarette. Et même pour l'oublier. L'arrêt du tabac devient un vrai plaisir. D'autant que, cerise sur le gâteau, grâce à la cure de raisin, vous ne risquez pas de prendre de poids mais plutôt de perdre vos poignées d'amour en même temps que votre polluante habitude. Service tout compris !

Comment arrêter de fumer pendant la cure

Pendant la semaine de préparation, à mesure que vous éliminez une à une les différentes catégories d'aliments, diminuez votre dose de cigarettes – deux ou trois en moins chaque jour. En une semaine, vous fumerez déjà deux ou trois fois moins que d'habitude. En même temps, buvez chaque jour un litre de la tisane de drainage (recette p. 119). Si vous vous sentez nerveux, des remèdes à base de plantes ou homéopathiques vous détendront sans risquer de vous abrutir (voir encadrés p. 152-53).

La veille du premier jour « tout raisin », prenez vos précautions et débarrassez-vous de toutes les cigarettes en votre possession. Sur-le-champ ! Mettez-vous bien en tête que jamais plus vous ne fumerez. Vous le voulez. Vous en êtes capable. Et ce sera beaucoup moins pénible que vous l'imaginez.

Les premiers jours de la cure, bien sûr, l'appel de la bouffée risque de vous tarauder. Chaque fois qu'elle se fait sentir, prenez un grain de raisin, humez-le, faites-le exploser entre vos dents et savourez lentement le jus, la pulpe, la peau et les pépins. Quand vous aurez dégusté trois, cinq ou dix de ces grains de soleil, je parie que toute idée de cigarette se sera évanouie. Elle se manifeste à nouveau ? Appelez encore le raisin pour qu'il la détourne. À la fin du premier jour, quelle que soit votre envie, prenez conscience que vous avez accompli le dixième du parcours, que vous avez tenu bon et que cela vaut la peine de continuer. Au soir du quatrième jour, dites-vous que vous avez déjà franchi la moitié du chemin. Peu à peu, jour après jour, l'accoutumance au tabac s'efface en douceur, sans effort supplémentaire d'une volonté que vous avez déjà mobilisée pour entreprendre la cure. Le huitième jour, réalisez l'importance de ce moment. Vous êtes parvenu à triompher de l'envie de fumer. Ce serait pure folie et faiblesse impardonnable d'abandonner si près du but !

Tenir le coup après la cure

C'est plutôt après la fin de la cure, quand vous allez reprendre une alimentation normale, que vous devrez redoubler de vigilance. Capitalisez alors sur le fait que vous ne fumez plus depuis une dizaine de jours. Vous n'êtes plus un fumeur. Vous n'avez pas besoin de tabac pour vivre ni vous sentir bien. Vous ne risquez pas de grossir. Vous l'avez prouvé. Ne serait-ce pas idiot de se laisser à nouveau piéger ?

Mais si vous êtes un dur à cuire qui risque de lâcher prise, recourez sans tarder aux grands moyens. Filez à la pharmacie pour vous munir de remèdes homéopathiques anti-tabac et de plantes calmantes, ou bien rendez-vous chez l'acupuncteur, l'hypnotiseur ou dans un centre hospitalier spécialisé dans l'arrêt tabagique. En cas de dépendance physique grave, procurez-vous des patches ou des gommes à mâcher.

Et n'oubliez jamais qu'en aucun cas vous ne devez céder à la tentation d'avaler une seule bouffée, juste pour voir. Aux dires des spécialistes, aucun fumeur n'est capable de se limiter à une cigarette par-ci par-là.

L'HOMÉOPATHIE DES ACCROS AU TABAC

Généralement en 9 CH, à raison de 5 granules le matin, ainsi que le soir en cas de troubles du sommeil.

- Sujets méticuleux, détestant cette habitude en raison de la saleté qu'elle provoque : *Arsenicum album*.
- Personnes accordant une importance excessive aux tentatives pour arrêter de fumer, disant à tout le monde combien c'est difficile : *Ignatia*.
- Caractère impétueux, colérique, enclin à prendre des stimulants : *Nux vomica*.
- Sujets dominateurs pouvant bouger constamment et s'avachir sur un siège. Bien qu'ils soient capables de cesser de fumer, ils écartent cette solution d'un geste de la main : *Sulfur*.

LES PLANTES ET MINÉRAUX DE LA SÉRÉNITÉ

- La *passiflore* est anxiolytique et un excellent anti-stress.
- L'*escholtzia* favorise le sommeil.
- Le *millepertuis* et le *griffonia* augmentent la sécrétion de sérotonine, l'hormone de la sérénité. Leurs effets ont été testés positivement en comparaison avec le *Prozac.*
- La *ballotte* convient aux personnes qui ont du mal à prendre des décisions.
- Le *bigaradier* est indiqué pour les réveils matinaux et convient particulièrement aux enfants. Il calme les spasmes digestifs.
- L'*aubépine* et la *valériane* calment les palpitations et favorisent le sommeil.
- *Euphytose* est une bonne spécialité associant aubépine, passiflore, valériane, ballotte, paullinia et kola.
- Le magnésium équilibre le système nerveux (*Magnoscorbol, Alphaline Magnésium, Magné-B6, Mag 2, Top Mag, Lécitone Magnésium, Bioptimum Stress*).
- *Lithium oligosol*, anxiolytique : 1 ampoule 3 fois par jour.

CHAPITRE 10

Après la cure : rester en forme, ne pas regrossir ou continuer à maigrir

Tu vois que j'ai davantage de chair
que les autres hommes et plus de faiblesse aussi.

SHAKESPEARE, *Henri IV*

Pendant la cure, votre silhouette s'est affinée et vous avez perdu quelques kilos. Si cette perte est légère, la semaine de réalimentation progressive devrait vous permettre de stabiliser votre nouveau poids. Mais il faut savoir que plus la perte de poids est rapide, plus grand est le risque de regagner les kilos perdus. Il est donc important maintenant d'adopter une alimentation adaptée à vos besoins personnels. Pour rester en forme : une alimentation antioxydante. Pour continuer à vous alléger : la méthode des associations alimentaires permet de maigrir sans compter les calories et sans s'affaiblir. Pour stabiliser votre poids idéal : une vigilance astucieuse. Et toujours l'exercice. Car, dans une vie où le stress, les agressions, la pollution, les problèmes et les soucis nous sont imposés, nous n'avons que deux moyens de les affronter : bien nous nourrir et bien nous dépenser.

Pour rester en forme, adoptez une alimentation antioxydante

À partir de maintenant, afin de prolonger les bienfaits de la cure, vous reprendrez une alimentation variée équilibrée, à base de produits frais, sains et de bonne qualité. C'est d'ailleurs ce dont vous aurez envie. Essayez de composer un repas végétarien sur deux afin de recevoir votre ration quotidienne d'antioxydants. Consommez souvent des crudités. Pensez à préparer des plats de lentilles, de haricots et de pois chiches, excellentes sources de protéines et d'énergie à long terme, ainsi que les produits céréaliers, tels le boulgour, le couscous, les pâtes et le riz complet. Préférez le véritable pain complet ou paysan au pain blanc. Alternez la viande, la volaille et le poisson. Mangez chaque jour des fruits, de préférence en dehors des repas afin de digérer léger. Tant que dure la saison du raisin, rien ne vous empêche d'en savourer une grappe de temps à autre... si vous en avez encore envie. Choisissez des aliments bio dans la mesure du possible. Et buvez chaque jour un ou deux verres de bon vin rouge, dont les vertus protectrices ne sont plus à démontrer, à condition de ne pas dépasser la dose.

Cuisinez à l'huile d'olive, qui est le corps gras le plus riche en antioxydants et qui possède un maximum d'effets bénéfiques sur la digestion et la santé. En effet, à la différence de toutes les autres huiles qui sont extraites de graines, l'huile d'olive extra-vierge est un pur jus de fruit. Comme tous les fruits et les légumes qui poussent dans les régions méditerranéennes, l'olive, pour résister aux agressions du soleil et de l'oxygène, fabrique des antioxydants que l'on retrouve dans son huile. Possédant le point de combustion le plus élevé, elle supporte une température de 200 °C sans s'oxyder, ce qui signifie qu'elle peut parfaitement être utilisée pour la cuisson au four et la friture. L'huile d'olive conserve ses propriétés antioxydantes lorsqu'elle est cuisinée et ses effets protecteurs se combinent avec ceux des antioxydants contenus dans les légumes. De plus, une kyrielle d'études scientifiques ont montré qu'elle est la seule graisse qui agisse de manière positive sur les quatre facteurs de risque les plus importants de maladies cardio-vasculaires : elle élimine le mauvais cholestérol, elle augmente le bon cholestérol, elle protège les artères de l'oxydation et elle s'oppose à la formation de caillots sanguins. En outre, selon tous les gastro-entérologues, l'huile d'olive est le meilleur agent de la contraction de la vésicule biliaire. Favorisant la sécrétion de la bile, elle améliore la digestion des graisses et aide la progression du bol alimentaire. Enfin, il a été observé que les taux de cancers les plus faibles se trouvent en Espagne, en Italie du Sud, en Grèce et dans le midi de la France, les quatre pays producteurs d'huile d'olive... et de raisin.

UNE RELANCE PÉRIODIQUE

- **Chaque semaine**, histoire de relancer la machine éliminatoire et de conserver la forme et la ligne, programmez une journée de drainage au cours de laquelle vous ne mangerez que des fruits, des crudités ou des légumes, sans aucun corps gras, ni fromage, ni laitage, ni pain, ni vin.
- **Tous les trois mois**, au changement de saison, pendant trois semaines, buvez chaque jour un litre de la tisane de drainage, comme pendant la cure de raisin (p. 119).

Pour continuer à maigrir, associez correctement vos aliments

La méthode des associations alimentaires présente de multiples avantages. Depuis de nombreuses années, elle a prouvé son efficacité, notamment lorsque, grâce à cette méthode, le chanteur Demis Roussos avait perdu plus de soixante kilos, sans jamais mourir de faim !

1. Vous n'avez pas besoin de compter les calories.
2. Vous ne souffrez pas de la faim.
3. Vous digérez mieux.

4. En toutes circonstances, vous trouvez de quoi respecter votre régime.
5. Vous ne risquez ni carence, ni fatigue, ni dépression.
6. Vous mangez de tout.

En effet, vous pouvez vous permettre toutes sortes d'aliments, à condition que ce ne soit pas au cours d'un même repas. Certains aliments doivent être consommés ensemble (protéines + légumes, féculents + légumes), d'autres au cours de repas différents (protéines, féculents, fruits).

QUATRE RÈGLES D'ASSOCIATIONS

1. Les protéines s'associent avec les légumes mais pas avec les féculents ni avec les fruits.
2. Les féculents s'associent avec les légumes mais pas avec les protéines ni avec les fruits.
3. Les fruits ne s'associent qu'avec des fruits.
4. À chaque repas de protéines ou de féculents, mangez des légumes crus et cuits.

Trois règles de temps

1. Après un repas à base de protéines, attendez trois heures avant de manger féculents ou fruits.
2. Après un repas à base de féculents, attendez trois heures avant de manger protéines ou fruits.
3. Après un repas de fruits, attendez une heure et demie avant de manger autre chose.

Protéines : viande, volaille, poisson, fruits de mer, œufs, lait, fromage, yaourt, soja.

Féculents : pain, biscottes, pâtes, riz, semoule, céréales, pommes de terre, petits pois, châtaignes, potiron, bananes.

Légumes : légumes-feuilles (épinards, salades...), légumes-racines (carotte, céleri rave, navet...), légumes-bulbes (courgette, aubergine, fenouil, poivron, tomates...), légumes-fleurs (chou-fleur, brocoli...) et champignons.

Matières grasses : préférez l'huile d'olive, qui peut s'associer en petite quantité aux protéines comme aux féculents mais pas aux fruits.

Sucre : à éviter car il ne se combine avec rien. Utilisez du fructose avec les féculents (pour les tartes et les gâteaux sans œufs) et un édulcorant (aspartame, Canderel) avec les protéines comme le fromage blanc, les yaourts et les entremets aux œufs.

Vos repas associés en pratique

- Pour équilibrer votre alimentation, prenez chaque jour un repas de fruits, un repas à base de féculents et un repas à base de protéines, dans l'ordre qui vous convient. Ou bien deux repas-féculents et un repas-protéines, ou deux repas-protéines et un repas-féculents, en mangeant un fruit entre les repas.
- Commencez le repas-protéines par des crudités ou un potage de légumes (sans pommes de terre).
- Le repas-protéines peut se terminer sur un pro-

duit laitier ou un entremets à base d'œufs sans farine ni sucre, mais avec un édulcorant.

• Le repas-féculents peut se terminer avec un dessert au fructose, sans œufs.

• Une fois par semaine, observez une journée de drainage tous fruits ou tous légumes, sans pain ni matières grasses.

• Deux ou trois fois par semaine, prenez un repas de légumes verts.

• Évitez les mélanges détonants en eux-mêmes : pâtisseries associant œufs, farine et fruits, plats préparés.

Exemples de plats bien associés

• *Plats-féculents :* pâtes ou riz ou pommes de terre ou lentilles avec tous les légumes et aromates, olives, noix, pignons, levure de bière (remplace le fromage râpé) mais sans jambon, viande, poisson, fruits de mer, fromage ni œufs : pâtes à la tomate ou aux champignons, couscous végétarien, tomates et poivrons farcis au riz, papillotes de feuilles de vigne...

• *Plats-protéines :* viande, volaille, poisson, fruits de mer, œufs, produits laitiers avec tous les légumes : poulet à la ratatouille, maquereaux farcis aux épinards, omelette aux cèpes... sans pain !

UNE JOURNÉE « BIEN ASSOCIÉE »	
Petit déjeuner	2 tartines de pain complet légèrement beurrées thé ou café
11 h	1 fruit ou 1 jus
Déjeuner	Salade de crudités ou jambon ou fruits de mer Poulet rôti ou poisson grillé ou omelette Légumes verts Fromage ou yaourt
17 h	1 fruit ou 1 jus
Dîner	Soupe de légumes Pâtes à la tomate et à l'huile d'olive Salade verte aux pignons

Des repas réguliers et variés

Essayez de prendre vos repas à des heures régulières et ne sautez pas de repas. Une alimentation fractionnée en trois repas principaux par jour est toujours mieux équilibrée. Le fait de déclencher chaque fois la digestion consomme des calories. Nourri régulièrement, l'organisme a moins tendance à faire des réserves que lorsqu'il est « frustré ». Pour rester mince, il faut « petit-déjeuner comme un roi, déjeuner comme un bourgeois et dîner comme un pauvre ».

• Un petit déjeuner solide : fruits ou jus de fruits, céréales complètes ou pain complet, laitage.

• Un déjeuner léger : crudités, viande ou poisson, légumes ou féculent, fromage, un morceau de pain.

• Dans l'après-midi : un fruit ou un jus.

• Le dîner doit être le moins riche car, pendant la nuit, on brûle beaucoup moins de calories : œuf ou féculent, salade composée, fromage, laitage ou fruits.

• Ne grignotez pas à n'importe quelle heure de la journée.

• Buvez régulièrement entre les repas : de l'eau, du thé et des tisanes.

Les bons principes à conserver

• Mangez simple, le moins possible d'aliments industriels ou de plats tout prêts.

• Choisissez des légumes et/ou des crudités à chaque repas : ils remplissent l'estomac en apportant un minimum de calories, ils fournissent les vitamines et les sels minéraux nécessaires à votre équilibre et favorisent l'élimination urinaire et intestinale.

• Consommez chaque jour des féculents : pâtes, riz, pain complet, couscous, légumes secs. Ils ont un effet coupe-faim en apportant de l'énergie longue durée et des fibres. Ils stimulent le transit intestinal et sont une excellente source de vitamines et sels minéraux.

• Ne mangez pas deux plats gras le même jour (sauce grasse, friture, charcuterie, pâtisserie).

• Privilégiez les fromages frais nature, moins gras que le fromage.

• Adoptez des méthodes de cuisson légères : cuisson vapeur, à l'étouffée, grillades, papillotes.

• Faites des économies de sucre : si vous avez envie d'un gâteau ou de chocolat, compensez en mettant un édulcorant dans votre café.

• Dépistez les sucres cachés : yaourts aux fruits, céréales du petit déjeuner, sauces (ketchup), nectars de fruits, boissons sucrées et gazeuses, bonbons, chewing-gums, pastilles pour la toux...

• Au bureau, un substitut de repas de temps à autre constitue un repas équilibré, surtout si vous y ajoutez un yaourt ou du fromage blanc.

• L'alcool apporte des calories qui ne se transforment pas en énergie musculaire. Autrement dit, elles sont stockées sous forme de graisse. C'est pourquoi il est difficile de maigrir quand on boit de l'alcool. Mais si vous adoptez la méthode des associations alimentaires, le vin sec, qui ne contient pas de sucre, s'associe aux protéines comme aux féculents. Vous pouvez donc en boire un petit verre pour le plaisir... et ses polyphénols. À vous de tester votre propre tolérance sur votre silhouette.

• Évitez les alcools forts, les apéritifs et les liqueurs.

• Ne prenez pas d'apéritif tous les jours : optez pour le champagne ou le vin et réservez-le à des occasions spéciales.

• Si vous avez une petite faim pendant la journée, buvez un thé, une tisane, un bol de bouillon (les boissons chaudes coupent mieux l'appétit que les froides), un verre d'eau gazeuse avec un jus de citron (les bulles « calent »), un jus de fruits, un fruit ou croquez un en-cas « minceur ».

• Ne vous imposez pas de restriction sans raison valable : des privations excessives provoquent fatigue, irritabilité, ras-le-bol, déprime, sensations qui vous conduiront à craquer et à reprendre ces kilos dont vous ne voulez jamais plus.

• Ne commettez pas d'excès répétitifs : un excès de temps à autre n'est pas grave car un repas ou une soirée ne suffisent pas pour fixer des kilos. Il pourra être compensé dès le lendemain par une journée de drainage végétarien et un litre de tisane de drainage. Évitez deux excès dans la journée ou deux jours de suite : ce serait la porte ouverte à l'escalade sans retenue.

• Ne vous laissez jamais aller à prendre 2 ou même 3 kilos sans réagir.

Dépensez-vous autant que possible

Se réserver une demi-heure d'exercice quotidien chez soi, aller à la salle de gym, faire du vélo, nager, marcher, monter les escaliers, disputer un match de tennis, faire du ski ou jouer au foot, l'important, c'est de se dépenser et de se muscler.

Prenez soin de votre corps aminci

Quel plaisir d'observer votre silhouette amincie dans la glace, vos vêtements qui tombent mieux et soulignent vos lignes harmonieuses, vos cuisses et vos bras qui se sont fuselés ! Ce nouveau corps, n'avez-vous pas envie d'entretenir sa nouvelle minceur, de le cajoler, le récompenser ? Offrez-lui des produits qui vont le tonifier, le raffermir, éloigner tout soupçon de capiton. La douche, le bain, l'hydratation quotidienne : profitez de chaque occasion pour vous donner toutes les chances de garder définitivement la ligne. Chaque jour, après votre toilette, frictionnez-vous avec un aide minceur... aux pépins de raisin.

CHAPITRE 11

Vin et extraits de raisin : toute l'année, jouez les prolongations

Un homme qui ne boit que de l'eau a un secret à cacher à ses semblables.

BAUDELAIRE

Vous avez maintenant bien compris que la cure de raisin agit à deux niveaux : d'une part le drainage, la décantation et la réinitialisation saisonnière résultant de l'effet hydratation-monodiète et, d'autre part, le grand plein de polyphénols antioxydants, anti-âge, anti-cancer, anti-pollution et protecteurs du cœur, spécifiques du raisin. Mais ces polyphénols étant concentrés dans la peau et les pépins, extraire la substantifique moelle implique de les mâchouiller sans relâche. Pendant la cure, d'accord. Après, vous pourrez obtenir une dose conséquente de polyphénols en consommant régulièrement du vin rouge et des extraits de raisin.

Le vin rouge, un concentré... à doses filées

Inutile de revenir sur les dangers de l'alcool à forte dose et de l'alcoolisme : que ces pages ne soient pas un prétexte à excès, encore moins une excuse. En revanche, chez des personnes qui n'ont pas de tendance alcoolique et dont le foie est en bonne santé, deux à quatre (petits) verres de vin rouge quotidiens apportent leur quota de substances protectrices. On estime qu'il ne faudrait pas absorber chaque jour plus d'un gramme d'alcool par kilo de poids, c'est-à-dire qu'une femme de 60 kilos doit s'en tenir à un demi-litre de vin à 12° (qui contient 60 grammes d'alcool) et un homme de 90 kilos, à trois quarts de litre.

Pas plus de 2 à 4 (petits) verres de vin rouge par jour.

En gros, on peut dire que plus le vin est tannique, plus il laisse de matière sur la langue, plus sa teneur en polyphénols est intéressante. Il faut aussi qu'il soit relativement jeune, car les antioxydants diminuent avec l'âge. Il faut également que ce vin ait été fabriqué selon les règles de l'art, fermenté en cuve et entreposé en fûts de chêne pendant quelques mois – car le bois de chêne fournit lui aussi des polyphénols – ce qui est le cas de tous les vins français d'appellation contrôlée. De plus, le marc de raisin doterait le vin rouge d'une dose substantielle de vitamines B et d'acides aminés régulant tous nos métabolismes, digestifs, nerveux et hormonaux.

Préférez très nettement le vin rouge, qui, selon sa provenance, contient dix à vingt fois plus de polyphénols que le blanc.

TENEUR MOYENNE DES VINS EN POLYPHÉNOLS

Vins rouges	1 500-3 000 mg/l
Vins blancs	130-250 mg/l
Vins rosés	250-300 mg/l
Vins doux	300-400 mg/l

Les extraits de raisin : la solution de facilité

En dehors de la période de cure, compte tenu de notre alimentation toujours insuffisante en la matière, il est évident que des compléments nutritionnels d'antioxydants sont indispensables pour nous assurer un bouclier de santé. Les études ont montré que 200 à 300 ml quotidiens de vin rouge pouvaient protéger contre les maladies cardio-vasculaires grâce à leur teneur en polyphénols. Comme la peau et les pépins de raisin ont une concentration cinq à dix fois plus importante en polyphénols que le vin, 250 à 500 mg d'extraits de raisin en gélules fournissent la quantité de polyphénols correspondant à un tiers de litre de vin rouge.

Des gélules antioxydantes

Libérés de l'alcool, ces extraits permettent de concentrer toutes les substances actives du raisin, en particulier les polyphénols contenus dans les pépins et la peau du fruit, ainsi que les levures. En effet, les pépins de raisin recèlent des flavonoïdes spécifiques nommés *anthocyanes, proanthicyanidols, oligomères procyanidolidiques*, ou plus simplement OPC, dont les propriétés pharmaceutiques sont particulièrement bien étudiées. On comprend facilement le parti à tirer de ces produits, dont une gélule apporte l'équivalent d'un verre de vin ou d'une grappe de raisin mastiquée jusqu'à épuisement.

Mais pour obtenir un extrait végétal, la technologie est loin d'être simple. Si la forme liquide est plus facilement absorbée par l'organisme, elle représente une contrainte difficile à accepter : la plupart des extraits végétaux ont besoin d'un solvant alcoolique. Tant qu'à s'arsouiller autant s'offrir une demi-bouteille de margaux ou de vieux télégraphe ! Petite, discrète, facile à transporter et vite avalée, la gélule est notre préférée. Encore faut-il qu'elle assure une bonne disponibilité aux nutriments qu'elle véhicule. Les poudres de plantes sont difficilement assimilées quand on ne possède pas trois estomacs de ruminant ! Aussi les laboratoires planchent-ils sur des formes galéniques capables d'allier des doses d'actifs intéressantes à une bonne biodisponibilité et à une consommation agréable. Mises au point par les laboratoires français Michel Iderne[1], les phytomicrosphères représentent une avancée très originale dans ce domaine. Il s'agit de petites billes dans lesquelles se trouvent les principes actifs qui permettent une phytothérapie améliorée en gommant les inconvénients des autres extraits. 350 microsphères sont enfermées dans une gélule de cellulose végétale qui permet une libération rapide des principes actifs dans l'intestin, où ils sont intégralement absorbés en quelques minutes. On trouve en pharmacie des phytomicrosphères d'OPC de raisin sous la marque *Flavoprimum*, dosés pour qu'une capsule corresponde à un verre de vin. Ces OPC promettent tous les bienfaits du vin désalcoolisé et plus encore...

Des produits pour les jambes lourdes et la cellulite

Les OPC de raisin sont le principe actif de médicaments couramment prescrits dans toutes les manifestations de l'insuffisance veineuse – jambes lourdes, cellulite, varices, hémorroïdes, veinules éclatées, couperose et fragilité capillaire. Des études plus que convaincantes ont montré que les extraits naturels de pépins de raisin agissent à tous les niveaux des troubles veineux et lymphatiques.

D'abord, ils tonifient les parois des vaisseaux et améliorent leur élasticité en stabilisant les fibres de collagène par la création de pontages entre les chaînes

1. Voir adresse en fin de livre.

de protéines, et en épargnant la vitamine C qui est impliquée dans la synthèse du collagène. Ensuite, ils inhibent la collagénase, l'enzyme responsable de la dégradation du collagène. Une action qui se manifeste aussi sur la peau, dont les OPC maintiennent la souplesse. En même temps, ils protègent les cellules veineuses de l'oxydation, donc de l'inflammation, et ils s'opposent à une production exagérée d'histamine qui aurait pour conséquence de rendre la paroi trop poreuse.

Sur ces bases solides, les laboratoires de compléments alimentaires ont lancé des produits à base d'OPC de raisin destinés à gommer la cellulite puisqu'elle résulte, en partie du moins, d'une mauvaise circulation veineuse et lymphatique. Ces produits ont fait leurs preuves, comme la formule *Œnobiol aquadrainant*, qui a été soumise à une épreuve pharmaceutique en bonne et due forme, laquelle a prouvé que ce complément nutritionnel agit « significativement » sur les jambes lourdes, mais aussi sur les douleurs et les crampes nocturnes.

Un effet lifting et antirides

Ces OPC offrant tous les atouts pour protéger la peau du vieillissement, les produits de beauté à base de pépins de raisin se sont multipliés comme les grappes sur le cep. Christian Dior propose *Capture*, une crème anti-âge aux polyphénols de pépins de raisin. Lancôme lance *Vinefit*, un soin hydratant et énergisant. Et, bien sûr, l'institut de veinothérapie *Caudalie* a concocté une gamme complète aux pépins de raisin, allant du gommage à la crème antirides en passant par le masque purifiant, le masque revitalisant et le contour des yeux. Gageons que des crèmes solaires au raisin ne tarderont pas à voir le jour, dans la mesure où OPC et polyphénols de raisin peuvent éviter à notre peau de plisser soleil et de se ratatiner comme un vieux fruit sec.

L'huile de pépins de raisin : un atout beauté

Chaque grain de raisin contient de un à quatre pépins formés d'une coque dure et d'un albumen huileux qui représente 40 à 60 % de leur poids. Selon les variétés, on trouve dans cet albumen de 6 à 22 % d'une huile jaune que l'on peut extraire par solvant mais dont les meilleures qualités sont obtenues par pression à froid après décorticage du pépin, ce qui représente un exploit technique.

L'huile de pépins de raisin contient peu d'acides gras saturés, 20 % d'acide oléique mono-insaturé (l'acide gras de l'huile d'olive), 2,5 % d'acide alpha-linolénique oméga-3 et 70 % d'acide linoléique. C'est l'une des huiles les plus riches en acides gras polyinsaturés oméga-6, qui la rendent assez instable : elle s'oxyde facilement. Elle n'est donc pas à recommander pour la cuisson. Et comme sa saveur n'offre rien d'intéressant, elle n'est pas géniale pour les salades. En revanche, contenant une quantité intéressante de vitamine E, elle fait merveille sur la peau, qu'elle nourrit, protège et adoucit. Facilement absorbée, elle réduit la déshydratation de l'épiderme tout en restaurant son élasticité. Vous pouvez l'utiliser pure sur le visage le soir, ou en masque sur le corps après le bain ou la douche, ou bien vous en servir comme base pour préparer un lait corporel ou une crème hydratante (voir recettes p. 179-82). Achetez-la de première pression à froid en magasin diététique.

Tisane et cataplasme de feuilles de vigne

Arbre de vie, la vigne nous donne aussi sa feuille, dont les propriétés circulatoires et tonifiantes de vaisseaux sanguins sont bien connues.

Tisane circulatoire et anti-cellulite aux feuilles de vigne

La vigne rouge tonifie les vaisseaux. Le fraisier est diurétique et draine les toxines. L'olivier combat l'hypertension. La reine-des-prés est anti-inflammatoire. Le cynorhodon est très riche en vitamine C anti-oxydante.

Ingrédients

- *Vigne rouge (feuille)*
- *Fraisier (feuille)*
- *Olivier (feuille)*

- *Reine-des-prés (fleur et feuille)*
- *Cynorhodon (baie)*

Mélanger les plantes à parts égales. Compter trois cuillerées à soupe dans une théière et verser dessus un litre d'eau minérale frémissante. Laisser infuser 15 minutes. Filtrer. Boire une tasse matin, midi et soir.

Cataplasme de feuilles de vigne pour les maux de tête

Broyer au mixer des feuilles de vigne fraîches avec un peu d'eau et d'alcool pour en faire une pâte à appliquer sur le front, les tempes et la nuque.

Vinaigre des quatre voleurs anti-infectieux

C'est à Toulouse, au cours de la terrible épidémie de peste qui fit plus de cinquante mille victimes de 1628 à 1631, qu'apparaît ce célèbre vinaigre comme le mentionnent les registres du parlement de la ville. Quatre voleurs, pris sur le fait alors qu'ils détroussaient les pestiférés, révélèrent, pour avoir la vie sauve, le secret qui leur permettait de se protéger de la contagion. Au siècle suivant, des voleurs de Marseille imitèrent leurs prédécesseurs toulousains lors de l'épidémie de 1720. Retrouvée au Vieux Musée de Marseille, leur formule fut adoptée par le corps médical et inscrite au Codex de 1758, qui officialisa le vinaigre des quatre voleurs en lui ajoutant de l'acore, de la cannelle et de l'ail. On l'employait pour se préserver des maladies contagieuses : pour cela, on s'en frottait les mains et le visage, on le brûlait dans les maisons, on en imbibait des tampons pressés sur le nez. On le respirait aussi pour réveiller une syncope. Comme vous ne risquez pas d'affronter la peste, il vous servira à vous protéger du rhume ou de la grippe et pour éloigner les mouches et les moustiques. En plus, il efface les traces de doigts sur les meubles.

Ingrédients

- *2,5 l de vinaigre de vin rouge*
- *Vigne rouge : 40 g*
- *Absinthe : 40 g*
- *Romarin : 40 g*
- *Sauge : 40 g*
- *Menthe : 40 g*
- *Rue : 40 g*
- *Lavande : 40 g*
- *Cannelle : 5 g*
- *Girofle : 5 g*
- *Muscade : 5 g*
- *Ail : 5 g*
- *Camphre : 10 g*

Mettre toutes les plantes dans un pot de grès. Verser par-dessus le vinaigre. Laisser macérer 10 jours. Au bout de 10 jours, filtrer en pressant les plantes et ajouter le camphre.

CHAPITRE 12

Les soins de beauté au raisin : à la pointe du progrès !

D'un baume souverain elle enduit son visage
C'est celui dont Vénus à Paphos fait usage
Ce divin aromate a transformé la reine
Son teint est rajeuni.

VIRGILE

Les soins de beauté de dernière génération les plus sophistiqués utilisent les polyphénols extraits de la peau et des pépins du raisin. Depuis l'Antiquité, les femmes n'ont pas attendu les scientifiques pour presser et faire macérer les fruits et leurs feuilles afin de concocter les onguents de la jeunesse éternelle.

Masque anti-âge aux peaux et pépins de raisin

Grâce à sa richesse en polyphénols antioxydants et en acides gras essentiels, ce masque prévient les rides et régénère la peau après les agressions du soleil.

Ingrédients

- *1 kg de raisin muscat bien mûr*
- *1 cuillerée à café d'huile de pépins de raisin de première pression à froid*
- *1 cuillerée à café d'huile de germe de blé*
- *1 cuillerée à café d'huile d'olive extra-vierge*
- *1/2 orange*
- *2 cuillerées de yaourt de brebis*

Laver et égrener le raisin. Presser l'orange. Passer tous les ingrédients au mixer. Appliquer sur la peau propre, de préférence après un gommage. Laisser en place 20 minutes. Rincer et appliquer votre crème de nuit.

Vinaigre fleuri au raisin

Les vinaigres de toilette furent un soin de beauté très apprécié au XVIIIe siècle pour nettoyer, rafraîchir et désinfecter l'épiderme. Utilisez celui-ci en lotion tonique sur le visage.

Ingrédients

- *50 cl de vinaigre de vin*
- *2 feuilles de vigne*
- *10 g de pétales de rose*
- *10 g de fleurs de lavande*
- *10 g de tilleul*

Briser les feuilles de vigne. Mettre toutes les plantes à macérer dans le vinaigre pendant une vingtaine de jours. Filtrer. Conserver en flacon bouché. Pour utiliser, diluer une cuillerée de vinaigre dans un demi-verre d'eau de source ou filtrée.

Lotion fraîcheur du teint

Tandis que le raisin protège la peau des agressions et de l'âge, la fraise resserre les pores et rafraîchit le teint.

Ingrédients

- *8 fraises*
- *100 g de raisin noir*

Rincer les fruits à l'eau de source ou filtrée. Les écraser au mixer. Le matin, passer cette lotion sur le visage et attendre 5 minutes avant de rincer à l'eau et d'appliquer votre crème de jour.

Lotion éclaircissante au verjus

Par son acidité, le raisin vert – pas encore mûr – atténue les taches brunes de la peau, naturelles ou causées par le soleil, de manière moins agressive que le citron.

Ingrédients

- *1 grappe de raisin vert*
- *1 cuillerée à soupe de poudre d'alun*
- *1 cuillerée à café de sel de mer*

Humidifier les grains de raisin. Les saupoudrer de sel et d'alun, et les envelopper dans du papier kraft. Passer à four doux pendant 15 minutes. Écraser le raisin pour en recueillir le jus et passer ce liquide sur le visage. Laisser sécher pendant 15 minutes. Rincer à l'eau tiède. Appliquer 3 fois par semaine.

Rouge à lèvres au raisin[1]

Utilisée par les Grecques et les Romaines pour rougir et assouplir leurs lèvres, cette pommade resta en usage jusqu'au XIXe siècle, où les élégantes l'achetaient chez leur parfumeur-gantier.
La plupart des pharmaciens et des herboristes peuvent vous fournir sur commande du carthame des teinturiers ou de l'orcanette (plus difficile à trouver).
Les fleurs doivent, au préalable, être rincées à l'eau courante afin d'éliminer leur colorant jaune, puis trempées à froid dans une solution d'eau et de carbonate de soude qui va faire apparaître le colorant rouge d'un très beau ton cramoisi, lequel sera fixé par le jus de citron que vous ajouterez à ce mélange.

Ingrédients

- *250 g de beurre bio*
- *125 g de cire vierge d'abeilles*
- *3 grappes de raisin noir très sucré*
- *30 g d'orcanette ou de carthame des teinturiers*

Faire bouillir tous les ingrédients dans une casserole en émail jusqu'à consistance d'un sirop épais. Passer la mixture au travers d'un linge blanc. Verser la pommade ainsi obtenue dans un pot en verre ou en plastique avec couvercle.
La garder dans le bas du frigo car ce rouge à lèvres ne se conserve pas plus longtemps que le beurre.

1. Recette extraite du livre de Catherine Willis *Parfums et saveurs de la maison*, Dessain et Tolra, 2000.

Huile amincissante aux pépins de raisin

Le citron favorise l'élimination des graisses, le cyprès tonifie la circulation veineuse et lymphatique, et la cannelle est un équilibrant hormonal.

Ingrédients

- *20 cl d'huile de pépins de raisin de première pression à froid*
- *20 gouttes d'huile essentielle de citron*
- *20 gouttes d'huile essentielle de cyprès*
- *20 gouttes d'huile essentielle de cannelle*
- *10 gouttes d'alcool à 90°*

Mélanger les huiles essentielles dans l'alcool, qui va permettre leur dissolution dans l'huile. Ajouter à l'huile de pépins de raisin. Bien secouer. Utiliser dans les 3 mois avant que l'huile rancisse.

Huile de pépins de raisin pour nourrir et adoucir le corps

Le genièvre soulage les inflammations et assouplit les articulations. La lavande relaxe.

Ingrédients

- *20 cl d'huile de pépins de raisin de première pression à froid*
- *50 gouttes d'huile essentielle de genièvre*
- *50 gouttes d'huile essentielle de lavande*
- *10 gouttes d'alcool à 90°*

Mélanger les huiles essentielles dans l'alcool, qui va permettre leur dissolution dans l'huile. Ajouter à l'huile de pépins de raisin. Bien secouer. Utiliser dans les 3 mois avant que l'huile rancisse.

– Lait tonifiant à la vigne rouge pour les veines –

La vigne rouge est reconnue pour ses propriétés circulatoires, comme l'hamamélis et le cyprès. Ce lait combat la couperose, les veinules éclatées et soulage les jambes lourdes et les varices.

Ingrédients

- *2 cuillerées à soupe de feuilles de vigne rouge*
- *2 cuillerées à soupe d'eau d'hamamélis*
- *50 gouttes d'huile essentielle de cyprès*
- *50 gouttes d'huile essentielle de lavande*
- *2 cuillerées d'huile de pépins de raisin de première pression à froid*
- *4 cuillerées de votre lait corporel habituel*

Préparer une tisane avec la vigne rouge en plaçant les feuilles hachées dans un verre d'eau minérale bouillante. Laisser infuser 15 minutes à couvert. Filtrer. Mélanger tous les ingrédients. Appliquer matin et soir sur les jambes ou le visage en cas de couperose.

CHAPITRE 13

Quelques recettes au raisin

La cuisine d'un peuple est le reflet du ciel,
de la terre, des eaux du pays où il est fixé.

Docteur de POMIANE

Pendant la semaine de réadaptation et pour prolonger les bienfaits et les plaisirs de la cure, voici quelques savoureuses recettes de santé gastronomiques à base de raisin.... et de vin.

Gaspacho andalou au raisin

Diurétique et amincissant, ce potage froid est la version sophistiquée et allégée de la soupe d'amandes introduite par les Maures en Andalousie.

4 personnes – Préparation : 10 minutes

Ingrédients

- *4 tomates*
- *1 concombre*
- *1 poivron*
- *100 g de poudre d'amandes*

- *250 g de raisin blanc*
- *1 branche de céleri*
- *1 cuillerée de persil frais haché*
- *1 gousse d'ail*
- *2 cuillerées à soupe de vinaigre de Xérès*
- *Sel, poivre*

Brosser et laver les légumes sans les peler. Ébouillanter les tomates afin de les peler et de les épépiner. Passer au mixer, pour les réduire en purée fine, les tomates, le concombre, le poivron, le céleri, la gousse d'ail pelée, le persil, le sel et le poivre. Ajouter le vinaigre et un demi-litre d'eau. Verser dans une soupière et placer au réfrigérateur pendant 2 ou 3 heures.

Au moment de servir, parsemer les grains de raisin sur la soupe.

Salade de carottes et raisins secs à l'indienne

À proposer en entrée ou en accompagnement d'une viande blanche grillée ou d'une volaille rôtie.

4 personnes – Préparation : 10 minutes

Ingrédients

- *6 carottes*
- *200 g de raisins secs*
- *1/2 verre de jus de citron*
- *1/2 cuillerée à café de poudre de gingembre*
- *1/2 cuillerée à café de graines de cumin*
- *2 cuillerées à soupe de feuilles de coriandre*
- *sel, poivre*

Laver, brosser et râper les carottes. Hacher la coriandre. Préparer la sauce avec le jus de citron, l'huile d'olive, le sel et le poivre. Mettre tous les ingrédients dans un saladier. Recouvrir de la sauce. Mélanger. Placer au frigo, où cette salade peut se garder 2 ou 3 jours.

Feuilles de vigne farcies à la grecque

Les feuilles de vigne sont elles aussi bourrées d'antioxydants. Pour les cuisiner, il faut les choisir jeunes et tendres, ce qui est rarement le cas en période de vendanges. Mais vous pouvez les trouver en conserve ou sous plastique dans les épiceries grecques ou orientales, et sur les rayons de produits étrangers en grande surface. Vous pouvez également les mettre en conserve vous-même (méthode p. 186-187).

Ce plat se sert tiède ou froid en entrée ou à l'apéritif, arrosé d'un jus de citron ou d'une sauce à l'œuf et au citron. Il peut se préparer à l'avance et se conserve 5 ou 6 jours au réfrigérateur.

8 personnes – Préparation : 1 heure – Cuisson : 30 minutes

Ingrédients

- *40 feuilles de vigne*
- *1,5 kg de riz*
- *1 grosse tomate*
- *4 petits oignons*
- *3 ou 4 pommes de terre*
- *1 citron*
- *1 verre d'huile d'olive*
- *1 cuillerée à soupe de menthe hachée*
- *1 cuillerée à soupe de feuilles d'aneth*
- *1/2 litre de bouillon de viande*
- *Sel, poivre*

Afin de les ramollir, ébouillanter les feuilles de vigne pendant 2 minutes en les retournant des deux côtés. Hacher les oignons et les herbes. Ébouillanter la tomate pour la peler et la concasser. Peler les pommes de terre, les trancher et en tapisser le fond d'une grande casserole. Dans un bol, mélanger l'huile, le riz, les oignons hachés, la tomate, les herbes, le sel et le poivre. Placer une cuillerée de cette farce sur chaque feuille de vigne, replier les deux côtés et rouler en petite papillote bien serrée. Au fur et à mesure, disposer les papillotes dans la casserole, au-dessus des pommes de terre, bien serrées les unes contre les autres. Monter en couches dans la casserole, jusqu'à la remplir. Arroser avec le bouillon de viande, couvrir avec un plat creux qui empêchera les papillotes de s'ouvrir, et cuire d'abord à feu vif, puis à petit feu pendant 1/2 heure. À la fin, juste avant de retirer du feu, arroser avec le jus de citron.

On peut également cuire ces *dolmades* au four à 200 °C pendant 1 heure, en les recouvrant de feuilles de vigne ou de salade pour éviter qu'elles se dessèchent.

Feuilles de vigne aux artichauts

Préparer les feuilles de vigne comme ci-dessus mais ajouter des cœurs d'artichaut entiers, débarrassés de leurs feuilles et du foin, entre chaque couche de papillotes et ne pas mettre de pommes de terre. Cuire de la même façon.

Conservation des feuilles de vigne

Au printemps et en été, se procurer de jeunes feuilles de vigne tendre. Les laver soigneusement. Les disposer à plat dans une boîte en verre. Couvrir d'eau salée coupée de vinaigre blanc. Fermer la boîte et conserver au réfrigérateur pendant quelques semaines ou quelques mois.

Filets de rascasse ou de sole au raisin

4 personnes – Préparation : 5 minutes – Cuisson : 20 minutes

Ingrédients

- *1 kg de filets de poisson*
- *250 g de raisin blanc*
- *250 g de raisin noir*
- *3 échalotes*
- *2 verres de vin blanc moelleux*
- *1 cuillerée de crème fraîche*
- *1 cuillerée d'estragon haché*
- *1 sachet de fumet de poisson*
- *Poivre*
- *Sel*

Peler et hacher les échalotes et les faire revenir avec le vin dans une casserole pendant 5 minutes. Ajouter la crème fraîche et l'estragon, saler, poivrer et cuire encore 5 minutes. Ajouter les grains de raisin lavés et réserver cette sauce au chaud. Faire pocher les filets de poisson pendant 10 minutes dans un court-bouillon préparé avec de l'eau et le fumet de poisson. Les égoutter, les déposer dans un plat et napper de la sauce.

Ailes de raie au chasselas[1]

La chair fine et un peu grasse de la raie se marie à merveille avec la douceur du chasselas et l'acidité de la salicorne. La salicorne ou passe-pierre est une plante ressemblant au haricot vert et qui pousse dans les marais salants. On la trouve fraîche chez le poissonnier ou en bocaux, et elle s'utilise en légume ou bien en condiment à la manière des cornichons.

4 personnes – Préparation : 15 minutes – Cuisson : 10 minutes

Ingrédients

- *700 g d'ailes de raie*
- *300 g de chasselas de Moissac AOC*
- *300 g de salicorne*
- *5 cuillerées à soupe d'huile d'olive*
- *1 sachet de court-bouillon pour poissons*
- *1 demi-citron*
- *1 brin de cerfeuil ou de persil plat*
- *Sel, poivre du moulin*

Dans une grande casserole, verser 1 litre d'eau et le sachet de court-bouillon. Porter à ébullition. Laver les ailes de raie dans de l'eau froide, puis les plonger dans le court-bouillon en ébullition. Laisser cuire doucement environ 10 minutes.

Pendant ce temps, laver les salicornes et les faire cuire 6 minutes dans de l'eau bouillante non salée. Rincer puis égrener le chasselas. Égoutter la raie, retirer la peau et le cartilage. Disposer sur un plat les salicornes égouttées puis la raie en lanières et enfin les grains de chasselas. Verser

1. Recette proposée par l'AIACM (Moissac).

sur le tout l'huile d'olive réchauffée après y avoir ajouté le jus du demi-citron, du sel et du poivre du moulin. Décorer d'un brin de cerfeuil. Servir aussitôt.

Bécasses ou cailles au raisin

La bécasse est un oiseau migrateur au long bec qui passe dans nos contrées en octobre-novembre. Sa chair est appréciée légèrement faisandée. La caille sauvage arrive en Europe après les hirondelles, mais on trouve toute l'année des oiseaux d'élevage.

4 personnes – Préparation : 10 minutes – Cuisson : 35 minutes

Ingrédients

- *8 bécasses ou cailles*
- *8 bardes de lard*
- *2 échalotes*
- *2 clous de girofle*
- *10 baies de genièvre*
- *1 verre de vin rouge*
- *1 grosse poignée de raisin muscat*
- *Poivre*
- *Sel*

Vider et nettoyer les oiseaux avant de les barder. Dans une casserole faire fondre les échalotes hachées dans le vin rouge avec les clous de girofle et les baies de genièvre. Faire revenir les oiseaux à sec dans une sauteuse pendant une dizaine de minutes. Ajouter les échalotes, saler, poivrer et cuire 20 minutes à couvert. Laver et égrener le raisin, l'ajouter dans la casserole et cuire 3 minutes. Servir avec des pommes de terre vapeur, du riz ou du chou braisé.

Fricassée de volaille au raisin

4 personnes – Préparation : 10 minutes – Cuisson : 30 minutes

Ingrédients

- *1 poulet ou 4 blancs de volaille*
- *2 échalotes*
- *1 oignon*
- *2 clous de girofle*
- *1 kg de raisin blanc*
- *1 cuillerée à soupe de ciboulette hachée*
- *1/2 verre de vin blanc sec*
- *2 cuillerées à soupe d'huile d'olive*
- *1 jaune d'œuf*
- *Poivre, sel*

Découper le poulet en petits morceaux. Peler l'oignon et le couper en lamelles, hacher les échalotes et faire dorer les deux dans une casserole avec de l'huile d'olive.

Au bout de quelques minutes, ajouter les morceaux de poulet, les clous de girofle, le sel et le poivre et cuire à couvert pendant 20 minutes. Verser le vin blanc dans la casserole. Cuire 5 minutes à couvert. Recueillir le jus dans une petite casserole. Ajouter le jaune d'œuf et la ciboulette et faire épaissir à feu doux en tournant sans arrêt pour éviter que l'œuf ne coagule.

Laver et égrener le raisin, l'ajouter au poulet dans la casserole et cuire 3 minutes.

Déposer le poulet dans un plat et napper de la sauce.

Foie gras de canard au raisin

Ce plat est une mine des nutriments protecteurs qui ont fait naître le « paradoxe français ». Les graisses de volaille contenues dans le foie gras se composent pour 50 % d'acide oléique, un acide gras mono-insaturé qui est le principal constituant de l'huile d'olive et un puissant protecteur cardiaque. Le raisin apporte sa dose d'antioxydants qui ralentissent le vieillissement et forment un bouclier cellulaire. Et le tout donne un moment de plaisir qui fait du bien au corps autant qu'à l'âme...
Le foie gras est un plat onéreux, mais pour plus de simplicité, vous pouvez le remplacer par des foies de volaille ou du foie de veau.

4 personnes – Préparation : 5 minutes – Cuisson : 30 minutes

Ingrédients

- *800 g de foie gras de canard frais*
- *2 verres de vin blanc doux (sauternes ou monbazillac)*
- *500 g de gros raisin noir*
- *500 g de raisin blanc italia*
- *Poivre*
- *Sel de Guérande*

Découper le foie en tranches de 1 cm d'épaisseur. Les saler et les poivrer. Les disposer à plat dans une grande sauteuse et les faire cuire à feu doux pendant 10 minutes. Ajouter le vin blanc. Laisser mijoter 10 minutes à couvert. Ajouter les grains de raisin pelés. Les pocher lentement dans le jus de cuisson pendant 10 minutes.
Disposer les tranches de foie sur un plat, les raisins autour, et napper de la sauce.

Râble de lapin au verjus

Le verjus est une vieille préparation traditionnellement utilisée en Bourgogne. Sa saveur acidulée se marie agréablement aux viandes blanches et au poisson.
Ce plat peut également être réalisé avec des blancs de volaille, des escalopes de veau ou du porc.

4 personnes – Préparation : 5 minutes – Cuisson : 30 minutes

Ingrédients

- *1 kg de râble de lapin ou un lapin entier*
- *1 litre de verjus (voir recette p. 193)*
- *2 gros oignons*
- *2 carottes*
- *Thym, laurier, romarin*
- *1 verre d'huile d'olive*
- *1 kg de raisin noir muscat*
- *Poivre en grains*
- *Sel de Guérande*

Dans un plat en terre cuite, faire mariner le râble entier ou le lapin découpé dans le verjus avec les oignons et les carottes en rondelles, les herbes, des grains de poivre et l'huile.
Laisser mariner pendant 2 jours dans le réfrigérateur. Arroser plusieurs fois.
Placer ensuite le tout au four, entourer de pommes de terre pelées et coupées en 4 ou bien de petites pommes nouvelles. Cuire à four moyen pendant 40 minutes environ. Ajouter les grains de muscat lavés. Remettre 5 minutes au four. Servir avec un bon vin rouge.

Verjus

Ce sirop de raisin encore vert est utilisé dans la préparation de moutardes et dans certains plats de gastronomie vigneronne. Frais ou en conserve, il peut remplacer le vinaigre ou le jus de citron dans les assaisonnements. Il accompagne les poissons grillés ou frits et peut entrer dans la préparation de volailles, de lapin ou de viandes blanches.
Le verjus jouit de propriétés diurétiques et hépatiques et on le recommande contre les crises de foie, la jaunisse et l'obésité.
On en fait aussi des gargarismes très astringents pour soigner les maux de gorge, les stomatites et les affections des gencives.

Préparation : 10 minutes

Ingrédients

- *3 kg ou plus de raisin encore vert*

Laver et égrener le raisin. Bien écraser les fruits au mortier. Filtrer le jus obtenu. Le mettre dans de petites bouteilles bouchées hermétiquement que l'on fera stériliser pendant 1 heure à 100 °C. Les garder couchées à l'abri de la lumière. Le verjus peut aussi être utilisé frais, avant stérilisation pour la conserve.

Jambon chaud au raisin frais[1]

De même que le jambon de Parme cru se marie à merveille avec du raisin ou des figues fraîches, le jambon cuit joue un superbe accord sucré-salé avec le raisin d'Italie.

4 personnes – Préparation : 10 mn – Cuisson : 25 mn

Ingrédients

- *2 tranches épaisses de 0,5 cm de jambon à l'os (500 g environ)*
- *1 grappe de raisin blanc italia*
- *30 cl de cidre brut*
- *30 g de vergeoise ou de sucre roux*
- *1 cuillerée à soupe de beurre*
- *1 cuillerée à soupe bombée de Maïzena*
- *6 grains de poivre de la Jamaïque*
- *Sel, poivre*
- *2 cuillerées à soupe d'huile d'olive*

Dans une petite casserole, mélanger sucre, Maïzena, sel et poivre. Diluer avec le cidre. Ajouter le poivre de la Jamaïque. Faire épaissir à feu doux, tout en remuant, pendant 8 minutes. Lier la sauce avec la cuillerée de beurre. Couper en deux les tranches de jambon et les faire dorer à la poêle dans l'huile d'olive. Éplucher les grains de raisin et les faire dorer 2 minutes dans l'huile d'olive. Servir les tranches de jambon nappées de sauce, décorées de grains de raisin et accompagnées de riz blanc ou de pâtes fraîches et d'une salade croquante.

1. Recette Aprifel (recherche et information sur les fruits et légumes).

Tomates et poivrons farcis au riz et aux raisins secs

Un grand classique de la gastronomie grecque que la maîtresse de maison sert au moins une fois par semaine.

4 personnes – Préparation : 25 minutes – Cuisson : 30 minutes

Ingrédients

- *4 grosses tomates*
- *4 poivrons*
- *250 g de riz complet ou basmati*
- *50 g de chapelure ou 5 tranches de pain rassis*
- *2 oignons*
- *250 g de raisins secs*
- *150 g de pignons de pin*
- *2 cuillerées à soupe d'huile d'olive*
- *1 cuillerée à soupe de persil haché*
- *1 cuillerée à soupe d'origan haché*
- *2 clous de girofle*
- *Cumin, poivre, sel*
- *1 verre de vin blanc*

Laver les tomates et les poivrons. Couper les têtes et les évider. Recueillir la chair des tomates. Peler et émincer les oignons et les faire revenir dans une casserole avec une cuillerée d'huile d'olive. Ajouter la chair des tomates, le riz lavé et un verre d'eau. Ajouter les épices et le sel et cuire 20 minutes en vérifiant que cela n'attache pas. Intégrer le persil, les raisins secs, les pignons et la chapelure. Remplir les tomates et les poivrons de cette farce. Les couvrir de leurs chapeaux et les disposer dans un plat allant au four. Mouiller avec un verre de vin blanc et une cuillerée d'huile d'olive. Donner un tour de moulin à poivre

et cuire à four moyen (thermostat 6) pendant une demi-heure, en arrosant de temps en temps avec le jus.
Peut se manger chaud ou froid.

Lasagnes à la ricotta et aux raisins secs

À servir en plat unique ou à déguster avec du jambon de Parme. La ricotta est un fromage blanc frais italien, de consistance assez ferme, qui peut être remplacé par de la brousse de brebis.

4 personnes – Préparation : 15 minutes – Cuisson : 10 minutes

Ingrédients

- *8 lasagnes fraîches (de préférence)*
- *400 g de ricotta*
- *200 g de raisins secs de Corinthe*
- *1/2 tasse de persil haché*
- *1 poignée de mie de pain rassis ou de chapelure*
- *1 œuf*
- *Poivre, sel*
- *Huile d'olive*
- *Parmesan râpé*

Mettre les raisins secs à tremper dans l'eau bouillante pendant 15 minutes. Cuire les lasagnes dans l'eau bouillante salée. Pendant ce temps, mélanger à la fourchette la ricotta, la mie de pain, l'œuf battu, les raisins égouttés, le persil, sel et poivre. Badigeonner à l'huile d'olive un plat en verre ou en terre. Égoutter les lasagnes. Tapisser le fond du plat d'une couche de lasagnes. Recouvrir de la farce. Monter une autre couche de lasagnes, puis de farce. Terminer par une couche de lasagnes. Recouvrir de parmesan râpé et mettre à four moyen pendant 15 minutes.

Couscous végétarien

Une version sans viande du grand classique maghrébin.

4 à 6 personnes – Préparation : 1 heure – Cuisson : 2 heures

Ingrédients

- *1 kg de couscous*
- *250 g de pois chiches*
- *4 carottes*
- *4 oignons*
- *4 courgettes*
- *4 poivrons*
- *2 branches de céleri*
- *250 g de raisins secs*
- *2 cuillerées à soupe d'huile d'olive*
- *Sel, poivre rouge, cumin, épices à couscous*

Verser le couscous dans une terrine et l'humecter d'eau bouillante. Remuer et laisser gonfler. Recommencer l'opération 20 minutes plus tard et 20 minutes après, une troisième fois. Le couscous doit être gonflé sans former de grumeaux. Ajouter l'huile en mélangeant bien. Dans une grande marmite à couscous, faire bouillir de l'eau salée avec les pois chiches détrempés depuis la veille et toutes les épices. Poser par-dessus le tamis avec le couscous humecté. Cuire pendant 1 heure puis ajouter les légumes coupés en gros morceaux, pendant 1 heure encore. Dix minutes avant la fin, mettre les raisins secs sur le couscous afin de les réhydrater. Placer le couscous dans un plat, recouvrir des raisins secs, disposer les légumes égouttés autour et servir avec le bouillon et de la sauce harissa.

Gouda étuvé aux raisins frais Paul Émile

Le rituel de mon grand-père ! Le défi consiste à éviter que les tranches ne se brisent, ce qui est une tâche fort délicate lorsque le fromage est vraiment étuvé. Il faut laisser fondre sur la langue ces délices aériens tout en croquant des grains de raisin noir dont le jus dissout le gras du fromage...

Préparation : 1 minute

Ingrédients

- *Une demi-boule d'édam ou de mimolette demi-étuvée*
- *Raisin noir et blanc*

Saisir la boule de fromage dans le creux d'une main et, de l'autre, avec un long couteau bien affûté ou, plus simplement, une pelle à fromage, découper des tranches « aussi fines que du papier à cigarette », sous toute la largeur de la boule. Savourer le fromage en même temps que le raisin.

Pâte de moût de raisin

Les Crétois préparent cette friandise bourrée de polyphénols antioxydants au moment des vendanges. Le moût de raisin est la pâte formée des peaux et des pépins des fruits qui reste lorsqu'on les a pressés pour extraire le vin. Si vous n'en trouvez pas, utilisez du raisin noir frais écrasé dont vous aurez exprimé le jus. Cette pâte de fruit se conserve une dizaine de jours au réfrigérateur.

Cuisson : 15 minutes environ

Ingrédients

- *2 kg de moût de raisin*
- *3 verres d'huile d'olive*

- *1 cuillerée à soupe de cendre de sarments de vigne (facultatif)*
- *1 tasse de farine*
- *1 cuillerée à soupe de farine de maïs*
- *250 g de noix hachées*
- *100 g de graines de sésame*
- *2 cuillerées à café de cannelle en poudre*
- *Poivre*

Faire chauffer le moût de raisin dans une casserole à feu doux. Lorsqu'il est chaud, ajouter la cendre (si vous en avez) et faire bouillir 1 heure, en écumant la mousse qui se forme à la surface. Laisser refroidir. Passer pour filtrer le jus. Remettre le moût dans la casserole avec la cannelle et du poivre. Mélanger les farines et les verser dans la casserole en tournant sans arrêt à petit feu. Lorsque la mixture a épaissi, retirer du feu, mélanger avec les noix hachées et verser dans des coupes individuelles. Saupoudrer de cannelle et de graines de sésame, et placer au frais pour que la pâte prenne.

Coupe de raisin et de figues à la menthe

Un mariage heureux de fruits de saison.

4 personnes – Préparation : 10 minutes

Ingrédients

- *2 grappes de chasselas de Moissac*
- *2 grappes de muscat du Ventoux*
- *4 figues fraîches*
- *150 g de sucre roux vergeoise*
- *400 g de noisettes fraîches*
- *8 feuilles de menthe fraîche*
- *2 verres de vin rouge*

Dans une petite casserole, faire bouillir le vin avec le sucre pendant 10 minutes. Laver et égrener les raisins. Peler les figues. Décortiquer et peler les noisettes. Cisailler la menthe.
Dans des coupes individuelles, placer les raisins mélangés, les figues coupées en quatre et les noisettes coupées en deux. Verser le sirop de vin refroidi. Décorer avec la menthe. Servir bien frais.

Clafoutis au raisin

4 personnes – Préparation : 5 minutes – Cuisson : 20 minutes

Ingrédients

- *4 œufs entiers*
- *2 jaunes d'œufs*
- *200 g de yaourt de brebis*
- *200 g de sucre en poudre*
- *100 g de poudre d'amandes*
- *2 cuillerées à café de fécule*
- *2 cuillerées à soupe de cognac ou d'armagnac*
- *1 grosse grappe de raisin italia*

Mélanger la fécule, la poudre d'amandes et le sucre. Ajouter les œufs et les jaunes. Bien mélanger en incorporant le yaourt et le cognac. Parsemer les grains de raisin lavés et séchés dans un plat en verre ou en terre allant au four. Verser la crème par-dessus.
Cuire à four moyen (thermostat 6) pendant 20 minutes jusqu'à ce que la crème ait pris et doré. Servir tiède.

Tarte au raisin

6 personnes – Préparation : 20 minutes – Cuisson : 40 minutes

Ingrédients

- *200 g de farine*
- *100 g de Maïzena*
- *150 g d'huile d'olive*
- *100 g de sucre en poudre*
- *1 œuf*
- *1 pincée de sel*
- *1 grappe de raisin blanc italia ou chasselas*
- *1 grappe de raisin noir*
- *100 g de sucre vergeoise*

Dans une terrine, mélanger la farine, la Maïzena, le sucre et le sel. Incorporer l'huile en travaillant du bout des doigts. Quand le mélange devient sableux, ajouter l'œuf et former une boule. Étaler cette pâte dans un moule à tarte huilé. Cuire la pâte à vide à four moyen (thermostat 7) pendant 30 minutes. Garnir avec les grains de raisin lavés et séchés, en cercles alternant le raisin noir et blanc. Saupoudrer de sucre vergeoise et remettre au four pendant 5 minutes. Servir tiède avec un peu de crème fleurette.

Millefeuille de raisin aux tuiles aux amandes

Un dessert aussi simple que raffiné.

4 personnes – Préparation : 5 minutes

Ingrédients

- *3 grappes de raisin chasselas*
- *12 grandes tuiles plates aux amandes*
- *Sorbet à la poire*

- *Raisins à l'armagnac*
- *1 yaourt de brebis*
- *60 g de sucre en poudre*

Battre le yaourt avec le sucre. Dans chaque assiette, placer une tuile, couvrir de la préparation au yaourt et de grains de chasselas lavés et séchés. Déposer une tuile par-dessus et garnir à nouveau de yaourt et de raisin. Terminer avec une tuile et décorer d'un raisin à l'armagnac.

Raisiné du Languedoc

Cette recette traditionnelle servait à utiliser tous les fruits qui n'étaient pas présentables pour être servis frais. Le raisiné se déguste comme une confiture, en dessert, sur des tartines, ou entre dans la confection de plats de volaille ou de viandes blanches.

Préparation : 5 minutes – Cuisson : 15 minutes

Ingrédients

- *Raisin noir et blanc*
- *Fruits variés : melon, figue, poire, pomme, prune*
- *sucre en poudre*

Laver et égrapper le raisin. Le mettre dans une bassine à confiture et porter à ébullition afin que les grains éclatent et donnent leur jus. Filtrer pour recueillir le liquide. Ajouter 100 g de sucre par litre de jus. Peler et couper en dés tous les fruits disponibles et les ajouter au sirop. Remettre à cuire en remuant. Dès que les fruits commencent à s'écraser, retirer du feu et mettre en pots. Conserver au réfrigérateur.

Raisin confit

Les Grecs offrent cette confiserie à leurs visiteurs, avec un verre d'eau fraîche ou un petit verre de raki.

Ingrédients

- *2 kg de gros raisin à chair ferme*
- *1 kg de sucre en poudre*
- *1 gousse de vanille*
- *Jus de 2 citrons*
- *4 clous de girofle*

Laver le raisin. Le mettre dans un casserole sur trois couches en ajoutant du sucre, de la gousse de vanille fendue et les clous de girofle entre chaque couche. Verser le jus de citron et laisser reposer une journée. Le lendemain porter à ébullition et cuire pendant 10 minutes. Laisser reposer à nouveau et, le troisième jour, lier le sirop en ajoutant un verre d'eau.

Jus de raisin ou vin chaud aux épices

Anti-rhume, anti-grippe, grâce au raisin et aux épices antibiotiques et réchauffantes.

1 personne – Préparation : 1 minute

Ingrédients

- *1 verre de jus de raisin rouge ou de vin rouge*
- *1 cuillerée à café de miel*
- *2 clous de girofle*
- *1 bâton de cannelle*

Faire bouillir le tout pendant 5 minutes dans une petite casserole. Servir chaud dans un verre résistant à la chaleur.

Raisin muscat à l'eau-de-vie

L'alcool de l'eau-de-vie préserve les polyphénols du raisin.

Préparation : 10 minutes – Macération : 2 mois

Ingrédients

- *1 kg de raisin muscat noir et blanc*
- *1 litre d'eau-de-vie de raisin*
- *2 clous de girofle*
- *1 bâton de cannelle*
- *1 gousse de vanille*
- *1 zeste de citron*

Égrener et laver le raisin. Le placer dans un bocal avec les épices et le zeste. Recouvrir d'eau-de-vie, fermer hermétiquement et laisser macérer 2 mois.

Raisins secs et noix à l'armagnac

Préparation : 5 minutes – Macération : 1 mois

Ingrédients

- *500 g de raisins secs de Smyrne bio*
- *100 g de cerneaux de noix de l'année*
- *100 g de sucre*
- *1 litre d'armagnac*
- *1 bâton de cannelle*

Mélanger dans un bocal les raisins secs et les noix décortiquées. Ajoutez le sucre et la cannelle. Recouvrir d'armagnac. Fermer hermétiquement et laisser macérer 1 mois.

Ratafia de raisin

L'alcool de l'eau-de-vie préserve les polyphénols du raisin.

Préparation : 1 heure

Ingrédients

- *3 kg de raisin noir bien mûr*
- *1 litre d'eau-de-vie de raisin*
- *6 clous de girofle*
- *2 bâtons de cannelle*
- *1 cuillerée à café de graines de coriandre*

Laver et égrener le raisin. Le faire cuire sans eau, à feu doux, en remuant constamment. Au bout de 1 heure, passer le raisin au tamis en pressant le résidu. Laisser refroidir le liquide et, pour chaque litre de jus, ajouter 1 litre d'eau-de-vie et les épices. Mettre le ratafia en bouteilles bien bouchées. Au bout de 1 mois, filtrer la liqueur, la mettre en bouteilles et laisser vieillir quelques mois avant de la consommer.

Carnet d'adresses

Pour avoir des adresses de médecins phytothérapeutes et pratiquant la cure de raisin

- *SFPA, Société française de phyto-aromathérapie*
  19, bd Beauséjour, 75016 Paris
  Tél. : 01 45 24 65 92
  Site Internet : http//perso.club-internet.fr/sfpa
  E-mail : sfpa@club-internet.fr

Pour suivre la cure de raisin en institut

- *Les Sources de Caudalie*
  Institut de vinothérapie, 33650 Martillac
  Tél. : 05 57 83 82 82
  Site Internet : www.vinotherapie.com
- *Rogner-Bad Blumau,*
  A-8283 Blumau 100 – Autriche
  Tél. : + 43-33 83 51 000
  E-mail : spa-blumau@rogner.com

Pour avoir des adresses d'ostéopathes diplômés

- *Registre des ostéopathes de France*
  12, rue Edgar-Quinet, 30100 Alès
  Tél. : 04 66 52 55 25
  Site Internet : www.osteopathie.org
- *Syndicat national des médecins ostéopathes*
  148, bd Malesherbes, 75017 Paris
  Tél. : 01 46 22 35 54
  Minitel : 3615 OSTEO

- *ATMAN European Institute*
  BP 262, 06905 Sophia Antipolis
  Tél. : 04 93 64 94 00
  Site Internet : www.artway.fr/atman
- *Collège ostéopathique Sutherland, COS*
  9, av. Michelet, 93400 St-Ouen
  Tél. : 01 40 10 00 02
  Site Internet : www.college-sutherland.com

Pour tout renseignement sur la culture du raisin et ses fêtes

- *Mairie de Moissac*
  Place Roger-Dethil, BP 301, 82201 Moissac Cedex
  Tél. : 05 63 04 63 63
- *Domaine expérimental de La Tapy*
  Hameau de Serres, 84200 Carpentras
  Tél. : 04 90 62 69 34
- *CTIFL, Centre technique interprofessionnel des fruits et légumes*
  22, rue Bergère, 75009 Paris
  Tél. : 01 47 70 16 93
- *Centre technique interprofessionnel de la vigne et du vin*
  19, rue du Général-Foy, 75008 Paris
  Tél. : 01 44 69 97 97
- *Institut européen de recherche et de communication sur le vin, la santé et la société*
  20, av. de la République, 34200 Montpellier
  Tél. : 04 67 22 94 18
- *INRA, Unité de recherche sur les espèces fruitières et la vigne*
  Domaine de la Grande-Ferrade, 33883 Villenave d'Ornon
- *INRA, Montpellier, Station de recherches viticoles*
  Domaine du Chapitre, 34750 Villeneuve-lès-Maguelonne

Pour vous renseigner sur les produits bio et les extraits de raisin

- *Fédération nationale de l'agriculture biologique des régions de France*
  40, rue de Malte, 75011 Paris
  Tél. : 01 43 38 38 69
  E-mail : F.N.A.B.@wanadoo.fr
- *BIOCOOP*
  22, cours Gambetta, 65000 Tarbes
  Tél. : 05 62 34 10 37
  E-mail : infobio@biocoop
- *Annuaire Vert*, OCEP Éditions
  11, rue St-Ambroise, 75011 Paris
  Tél. : 01 47 00 46 46
- *Nature et Progrès*
  68, bd Gambetta, 30700 Uzès
  Tél. : 04 66 03 23 40
  E-mail : nature.et.progres@wanadoo.fr
- *Fédération nationale interprofessionnelle des vins de l'agriculture biologique*
  Mas Saporta, 34970 Lattes
  Tél. : 04 67 92 25 02
- *Groupe Michel Iderne*
  Parc d'activités du Rosenmeer, BP 64
  67560 Rosheim
  Tél. : 03 88 48 00 55
  Site Internet : www.iderne.com

Bibliographie

Guide vin et santé, Les Éditions du Voyage, 1997.
L'ABCdaire du vin, Flammarion, 1999.
Le Raisin de table, CTIFL, 1993.

M. APFELBAUM et al., *Dictionnaire pratique de diététique et de nutrition*, Masson, 1981.

M. CATHIARD THOMAS et C. PEZARD, *La Santé par le raisin et la vinothérapie*, Librairie de Médicis, 1998.

T. CECCHINI, *Encyclopédie des plantes médicinales*, Éditions de Vecchi, 1993.

C. DURAFFOURD, L. D'HERVICOURT, J.-C. LAPRAZ, *Cahiers de phytothérapie clinique, Affections rhumatismales et digestives*, Masson, 1984.

C. DURAFFOURD, J.-C. LAPRAZ, R. CHEMLI, *La Plante médicinale, de la tradition à la science*, Jacques Grancher, 1997.

P. FOURNIER, *Le Livre des plantes médicinales et vénéneuses de France*, Éditions Le Chevalier, Paris, 1948.

M. LYS, *Les Quatre Saisons de Michel le jardinier* et autres titres.

M. MARZOUK, *Choisir et servir les fruits*, Éditions SAEP, 1997.

R. MOATTI, *Découvrez les bienfaits de la nutrithérapie*, Marabout, 1994.

C. OLIVE, *Trente-Six Façons d'accommoder le raisin*, Verdier, 1997.

Dr S. RAFAL, *L'Alimentation antioxydante*, Marabout, 2000.

B. SHACKELTON, *La Cure de raisin ou la Santé retrouvée*, Terre vivante, 1988.

H. M. SHELTON, *Le Jeûne*, Le Courrier du livre, 1970.

P. SOLANA, *La Bio de la terre à l'assiette*, Éditions Sang de la terre, Paris, 1999.

Dr K. SOUTER, *Homéopathie cœur et âme*, Le Courrier du livre, 1995.

J. Valnet, *Traitement des maladies par les légumes, les fruits et les céréales*, Maloine, 1982.

C. VASEY, J. BRANDT, *Les Cures de santé. Régénération et détoxication*, Éditions Jouvence, 1995.

C. WILLIS, *Parfums et saveurs de la maison*, Dessain et Tolra, 2000.

S. YEAGER, *Guide des alicaments*, Marabout, 2000.

Remerciements

Je remercie la Mairie de Moissac, les Éditions Barthélémy, à Avignon, et le Centre technique interprofessionnel des fruits et légumes, qui ont nourri cet ouvrage d'informations et de documents. Avec une reconnaissance spéciale pour Marc Audoin, dont l'aide amicale fut une corne d'abondance. Merci à Huguette Maure pour sa lecture éclairée et éclairante. Et à Alexandre et Chloé, Catherine et Dinh, Claire, Cri-cri et Olivier, Didier, Dominique, Françoise et Olivier, Jean-Claude, Marie, Mario et Jacko, Michel, Michel, Michel et Michèle, Nelly, Stéphane, Vangelis et mon mari Giorgos, mes anges gardiens...

Table des matières

Direction littéraire
Huguette Maure

assistée de
Marie Dreyfuss

Composition PCA
44400 Rezé

Impression réalisée sur CAMERON par

BRODARD & TAUPIN
GROUPE CPI

La Flèche

pour le compte des Éditions Michel Lafon
en septembre 2000

Imprimé en France
Dépôt légal : septembre 2000
N° d'impression : 3917
ISBN : 2-84098-618-3
LAF 137